Dieses Buch gehört

Name: ____________________

Straße/Nr: ____________________

PLZ/Ort: ____________________

Haustelefon: ____________________

Mobiltelefon: ____________________

Email: ____________________

JAHRESÜBERSICHT

	JANUAR	FEBRUAR	MÄRZ	APRIL	MAI	JUNI	JULI	AUGUST	SEPTEMBER	OKTOBER	NOVEMBER	DEZEMBER
1												
2												
3												
4												
5												
6												
7												
8												
9												
10												
11												
12												
13												
14												
15												
16												
17												
18												
19												
20												
21												
22												
23												
24												
25												
26												
27												
28												
29												
30												
31												
Summe												

Kreuzen Sie die Tage an, an denen Sie Kopfschmerzen hatten. Tragen Sie die Gesamtanzahl der Kopfschmerztage des jeweiligen Monats in die Summenspalte.

Mithilfe dieser Übersicht erkennen Sie schnell die Häufigkeit Ihrer Migräne und zu welcher Jahreszeit sie vermehrt auftritt.

Datum ____________________

Tag MO DI MI DO FR SA SO

Schmerzbeginn: ____________________

Schmerzende: ____________________

Dauer: ____________________

Wetterbedingung: ____________________

Temperatur: ____________________

Welche Art von Kopfschmerz hast du verspürt?

Migräne

Sinus

Cluster

Spannungs-schmerz

Hinterkopf

CMD

Intensität der Kopfschmerzen: 0 1 2 3 4 5 6 7 8 9 10

Leichte Schmerzen — Starke Schmerzen

Auslöser

- ❑ Helles Licht
- ❑ Hunger
- ❑ Koffein
- ❑ Alkohol
- ❑ Schlafprobleme
- ❑ Nahrung
- ❑ Lärm
- ❑ Stress zuhause
- ❑ Stress Arbeit
- ❑ Gerüche
- ❑ Wetterwechsel
- ❑ Müdigkeit
- ❑ Allergie
- ❑ Infekt
- ❑ Flüssigkeitsmangel
- ❑ Körperl. Belastung
- ❑ Nikotin
- ❑ Lesen
- ❑ Unterzuckerung
- ❑ Medikamente
- ❑ Menstruation
- ❑ Andere
- ❑
- ❑

Begleitsymptome

- ❑ Erbrechen
- ❑ Gereiztheit
- ❑ Andere
- ❑ Übelkeit
- ❑ Appetitlosigkeit
- ❑ Schwindel
- ❑ Müdigkeit
- ❑
- ❑

Was hat geholfen?

____

____

____

____

____

____

Zusätzliche Notizen

____

____

____

____

____

____

Datum ____________________

Tag MO DI MI DO FR SA SO

Schmerzbeginn: ____________________

Schmerzende: ____________________

Dauer: ____________________

Wetterbedingung: ____________________

Temperatur: ____________________

Welche Art von Kopfschmerz hast du verspürt?

Migräne | Sinus | Cluster | Spannungs-schmerz | Hinterkopf | CMD

Intensität der Kopfschmerzen: 0 1 2 3 4 5 6 7 8 9 10

Leichte Schmerzen — Starke Schmerzen

Auslöser

- ❑ Helles Licht
- ❑ Hunger
- ❑ Koffein
- ❑ Alkohol
- ❑ Schlafprobleme
- ❑ Nahrung
- ❑ Lärm
- ❑ Stress zuhause
- ❑ Stress Arbeit
- ❑ Gerüche
- ❑ Wetterwechsel
- ❑ Müdigkeit
- ❑ Allergie
- ❑ Infekt
- ❑ Flüssigkeitsmangel
- ❑ Körperl. Belastung
- ❑ Nikotin
- ❑ Lesen
- ❑ Unterzuckerung
- ❑ Medikamente
- ❑ Menstruation
- ❑ Andere
- ❑
- ❑

Begleitsymptome

- ❑ Erbrechen
- ❑ Gereiztheit
- ❑ Andere
- ❑ Übelkeit
- ❑ Appetitlosigkeit
- ❑ Schwindel
- ❑ Müdigkeit
- ❑
- ❑

Was hat geholfen?

____

____

____

____

____

____

Zusätzliche Notizen

____

____

____

____

____

____

Datum ______________________

Tag MO DI MI DO FR SA SO

Schmerzbeginn: ______________

Schmerzende: ______________

Dauer: ______________

Wetterbedingung: ______________

Temperatur: ______________

Welche Art von Kopfschmerz hast du verspürt?

Migräne | Sinus | Cluster | Spannungs-schmerz | Hinterkopf | CMD

Intensität der Kopfschmerzen: 0 1 2 3 4 5 6 7 8 9 10

Leichte Schmerzen — Starke Schmerzen

Auslöser

- ❑ Helles Licht
- ❑ Hunger
- ❑ Koffein
- ❑ Alkohol
- ❑ Schlafprobleme
- ❑ Nahrung
- ❑ Lärm
- ❑ Stress zuhause
- ❑ Stress Arbeit
- ❑ Gerüche
- ❑ Wetterwechsel
- ❑ Müdigkeit
- ❑ Allergie
- ❑ Infekt
- ❑ Flüssigkeitsmangel
- ❑ Körperl. Belastung
- ❑ Nikotin
- ❑ Lesen
- ❑ Unterzuckerung
- ❑ Medikamente
- ❑ Menstruation
- ❑ Andere
- ❑
- ❑

Begleitsymptome

- ❑ Erbrechen
- ❑ Gereiztheit
- ❑ Andere
- ❑ Übelkeit
- ❑ Appetitlosigkeit
- ❑ Schwindel
- ❑ Müdigkeit
- ❑
- ❑

Was hat geholfen?

____

____

____

____

____

____

Zusätzliche Notizen

____

____

____

____

____

____

Datum ____________________

Tag MO DI MI DO FR SA SO

Schmerzbeginn: ____________________

Schmerzende: ____________________

Dauer: ____________________

Wetterbedingung: ____________________

Temperatur: ____________________

Welche Art von Kopfschmerz hast du verspürt?

Migräne | Sinus | Cluster | Spannungs-schmerz | Hinterkopf | CMD

Intensität der Kopfschmerzen: 0 1 2 3 4 5 6 7 8 9 10

Leichte Schmerzen — Starke Schmerzen

Auslöser

❑ Helles Licht	❑ Lärm	❑ Allergie	❑ Unterzuckerung
❑ Hunger	❑ Stress zuhause	❑ Infekt	❑ Medikamente
❑ Koffein	❑ Stress Arbeit	❑ Flüssigkeitsmangel	❑ Menstruation
❑ Alkohol	❑ Gerüche	❑ Körperl. Belastung	❑ Andere
❑ Schlafprobleme	❑ Wetterwechsel	❑ Nikotin	❑
❑ Nahrung	❑ Müdigkeit	❑ Lesen	❑

Begleitsymptome

❑ Erbrechen	❑ Übelkeit	❑ Müdigkeit
❑ Gereiztheit	❑ Appetitlosigkeit	❑
❑ Andere	❑ Schwindel	❑

Was hat geholfen?

____

____

____

____

____

____

Zusätzliche Notizen

____

____

____

____

____

____

Datum ____________________

Tag MO DI MI DO FR SA SO

Schmerzbeginn: ____________________

Schmerzende: ____________________

Dauer: ____________________

Wetterbedingung: ____________________

Temperatur: ____________________

Welche Art von Kopfschmerz hast du verspürt?

Migräne | Sinus | Cluster | Spannungs-schmerz | Hinterkopf | CMD

Intensität der Kopfschmerzen: 0 1 2 3 4 5 6 7 8 9 10

Leichte Schmerzen — Starke Schmerzen

Auslöser

- ☐ Helles Licht
- ☐ Hunger
- ☐ Koffein
- ☐ Alkohol
- ☐ Schlafprobleme
- ☐ Nahrung
- ☐ Lärm
- ☐ Stress zuhause
- ☐ Stress Arbeit
- ☐ Gerüche
- ☐ Wetterwechsel
- ☐ Müdigkeit
- ☐ Allergie
- ☐ Infekt
- ☐ Flüssigkeitsmangel
- ☐ Körperl. Belastung
- ☐ Nikotin
- ☐ Lesen
- ☐ Unterzuckerung
- ☐ Medikamente
- ☐ Menstruation
- ☐ Andere
- ☐
- ☐

Begleitsymptome

- ☐ Erbrechen
- ☐ Gereiztheit
- ☐ Andere
- ☐ Übelkeit
- ☐ Appetitlosigkeit
- ☐ Schwindel
- ☐ Müdigkeit
- ☐
- ☐

Was hat geholfen?

____

Zusätzliche Notizen

____

Datum ______________________

Tag MO DI MI DO FR SA SO

Schmerzbeginn: ____________________

Schmerzende: ____________________

Dauer: ____________________

Wetterbedingung: ________________

Temperatur: ________________

Welche Art von Kopfschmerz hast du verspürt?

Migräne | Sinus | Cluster | Spannungs-schmerz | Hinterkopf | CMD

Intensität der Kopfschmerzen: 0 1 2 3 4 5 6 7 8 9 10

Leichte Schmerzen — Starke Schmerzen

Auslöser

- ❑ Helles Licht
- ❑ Hunger
- ❑ Koffein
- ❑ Alkohol
- ❑ Schlafprobleme
- ❑ Nahrung
- ❑ Lärm
- ❑ Stress zuhause
- ❑ Stress Arbeit
- ❑ Gerüche
- ❑ Wetterwechsel
- ❑ Müdigkeit
- ❑ Allergie
- ❑ Infekt
- ❑ Flüssigkeitsmangel
- ❑ Körperl. Belastung
- ❑ Nikotin
- ❑ Lesen
- ❑ Unterzuckerung
- ❑ Medikamente
- ❑ Menstruation
- ❑ Andere
- ❑
- ❑

Begleitsymptome

- ❑ Erbrechen
- ❑ Gereiztheit
- ❑ Andere
- ❑ Übelkeit
- ❑ Appetitlosigkeit
- ❑ Schwindel
- ❑ Müdigkeit
- ❑
- ❑

Was hat geholfen?

____

____

____

____

____

____

Zusätzliche Notizen

____

____

____

____

____

____

Datum ____________________

Tag MO DI MI DO FR SA SO

Schmerzbeginn: ____________________

Schmerzende: ____________________

Dauer: ____________________

Wetterbedingung: ____________________

Temperatur: ____________________

Welche Art von Kopfschmerz hast du verspürt?

Migräne | Sinus | Cluster | Spannungs-schmerz | Hinterkopf | CMD

Intensität der Kopfschmerzen: 0 1 2 3 4 5 6 7 8 9 10

Leichte Schmerzen | Starke Schmerzen

Auslöser

❑ Helles Licht	❑ Lärm	❑ Allergie	❑ Unterzuckerung
❑ Hunger	❑ Stress zuhause	❑ Infekt	❑ Medikamente
❑ Koffein	❑ Stress Arbeit	❑ Flüssigkeitsmangel	❑ Menstruation
❑ Alkohol	❑ Gerüche	❑ Körperl. Belastung	❑ Andere
❑ Schlafprobleme	❑ Wetterwechsel	❑ Nikotin	❑
❑ Nahrung	❑ Müdigkeit	❑ Lesen	❑

Begleitsymptome

❑ Erbrechen	❑ Übelkeit	❑ Müdigkeit
❑ Gereiztheit	❑ Appetitlosigkeit	❑
❑ Andere	❑ Schwindel	❑

Was hat geholfen?

____

Zusätzliche Notizen

____

Datum ____________________

Tag MO DI MI DO FR SA SO

Schmerzbeginn: ____________________

Schmerzende: ____________________

Dauer: ____________________

Wetterbedingung: ____________________

Temperatur: ____________________

Welche Art von Kopfschmerz hast du verspürt?

Migräne

Sinus

Cluster

Spannungs-schmerz

Hinterkopf

CMD

Intensität der Kopfschmerzen: 0 1 2 3 4 5 6 7 8 9 10

Leichte Schmerzen Starke Schmerzen

Auslöser

- ❑ Helles Licht
- ❑ Hunger
- ❑ Koffein
- ❑ Alkohol
- ❑ Schlafprobleme
- ❑ Nahrung
- ❑ Lärm
- ❑ Stress zuhause
- ❑ Stress Arbeit
- ❑ Gerüche
- ❑ Wetterwechsel
- ❑ Müdigkeit
- ❑ Allergie
- ❑ Infekt
- ❑ Flüssigkeitsmangel
- ❑ Körperl. Belastung
- ❑ Nikotin
- ❑ Lesen
- ❑ Unterzuckerung
- ❑ Medikamente
- ❑ Menstruation
- ❑ Andere
- ❑
- ❑

Begleitsymptome

- ❑ Erbrechen
- ❑ Gereiztheit
- ❑ Andere
- ❑ Übelkeit
- ❑ Appetitlosigkeit
- ❑ Schwindel
- ❑ Müdigkeit
- ❑
- ❑

Was hat geholfen?

____

____

____

____

____

____

Zusätzliche Notizen

____

____

____

____

____

____

Datum ____________

Tag MO DI MI DO FR SA SO

Schmerzbeginn: ____________
Schmerzende: ____________
Dauer: ____________

Wetterbedingung: ____________
Temperatur: ____________

Welche Art von Kopfschmerz hast du verspürt?

Migräne | Sinus | Cluster | Spannungs-schmerz | Hinterkopf | CMD

Intensität der Kopfschmerzen: 0 1 2 3 4 5 6 7 8 9 10

Leichte Schmerzen — Starke Schmerzen

Auslöser

- ❑ Helles Licht
- ❑ Hunger
- ❑ Koffein
- ❑ Alkohol
- ❑ Schlafprobleme
- ❑ Nahrung
- ❑ Lärm
- ❑ Stress zuhause
- ❑ Stress Arbeit
- ❑ Gerüche
- ❑ Wetterwechsel
- ❑ Müdigkeit
- ❑ Allergie
- ❑ Infekt
- ❑ Flüssigkeitsmangel
- ❑ Körperl. Belastung
- ❑ Nikotin
- ❑ Lesen
- ❑ Unterzuckerung
- ❑ Medikamente
- ❑ Menstruation
- ❑ Andere
- ❑
- ❑

Begleitsymptome

- ❑ Erbrechen
- ❑ Gereiztheit
- ❑ Andere
- ❑ Übelkeit
- ❑ Appetitlosigkeit
- ❑ Schwindel
- ❑ Müdigkeit
- ❑
- ❑

Was hat geholfen?

____
____
____
____
____
____

Zusätzliche Notizen

____
____
____
____
____
____

Datum ______________________

Tag MO DI MI DO FR SA SO

Schmerzbeginn: ______________

Schmerzende: ______________

Dauer: ______________

Wetterbedingung: ______________

Temperatur: ______________

Welche Art von Kopfschmerz hast du verspürt?

Migräne | Sinus | Cluster | Spannungs-schmerz | Hinterkopf | CMD

Intensität der Kopfschmerzen: 0 1 2 3 4 5 6 7 8 9 10

Leichte Schmerzen — Starke Schmerzen

Auslöser

- ☐ Helles Licht
- ☐ Hunger
- ☐ Koffein
- ☐ Alkohol
- ☐ Schlafprobleme
- ☐ Nahrung
- ☐ Lärm
- ☐ Stress zuhause
- ☐ Stress Arbeit
- ☐ Gerüche
- ☐ Wetterwechsel
- ☐ Müdigkeit
- ☐ Allergie
- ☐ Infekt
- ☐ Flüssigkeitsmangel
- ☐ Körperl. Belastung
- ☐ Nikotin
- ☐ Lesen
- ☐ Unterzuckerung
- ☐ Medikamente
- ☐ Menstruation
- ☐ Andere
- ☐
- ☐

Begleitsymptome

- ☐ Erbrechen
- ☐ Gereiztheit
- ☐ Andere
- ☐ Übelkeit
- ☐ Appetitlosigkeit
- ☐ Schwindel
- ☐ Müdigkeit
- ☐
- ☐

Was hat geholfen?

____

____

____

____

____

____

Zusätzliche Notizen

____

____

____

____

____

____

Datum ____________

Tag MO DI MI DO FR SA SO

Schmerzbeginn: ____________

Schmerzende: ____________

Dauer: ____________

Wetterbedingung: ____________

Temperatur: ____________

Welche Art von Kopfschmerz hast du verspürt?

Migräne | Sinus | Cluster | Spannungs-schmerz | Hinterkopf | CMD

Intensität der Kopfschmerzen: 0 1 2 3 4 5 6 7 8 9 10

Leichte Schmerzen — Starke Schmerzen

Auslöser

- ❑ Helles Licht
- ❑ Hunger
- ❑ Koffein
- ❑ Alkohol
- ❑ Schlafprobleme
- ❑ Nahrung
- ❑ Lärm
- ❑ Stress zuhause
- ❑ Stress Arbeit
- ❑ Gerüche
- ❑ Wetterwechsel
- ❑ Müdigkeit
- ❑ Allergie
- ❑ Infekt
- ❑ Flüssigkeitsmangel
- ❑ Körperl. Belastung
- ❑ Nikotin
- ❑ Lesen
- ❑ Unterzuckerung
- ❑ Medikamente
- ❑ Menstruation
- ❑ Andere
- ❑
- ❑

Begleitsymptome

- ❑ Erbrechen
- ❑ Gereiztheit
- ❑ Andere
- ❑ Übelkeit
- ❑ Appetitlosigkeit
- ❑ Schwindel
- ❑ Müdigkeit
- ❑
- ❑

Was hat geholfen?

____

____

____

____

____

____

Zusätzliche Notizen

____

____

____

____

____

____

Datum ______________________

Tag MO DI MI DO FR SA SO

Schmerzbeginn: ______________

Schmerzende: ______________

Dauer: ______________

Wetterbedingung: ______________

Temperatur: ______________

Welche Art von Kopfschmerz hast du verspürt?

Migräne | Sinus | Cluster | Spannungs-schmerz | Hinterkopf | CMD

Intensität der Kopfschmerzen: 0 1 2 3 4 5 6 7 8 9 10

Leichte Schmerzen — Starke Schmerzen

Auslöser

❑ Helles Licht	❑ Lärm	❑ Allergie	❑ Unterzuckerung
❑ Hunger	❑ Stress zuhause	❑ Infekt	❑ Medikamente
❑ Koffein	❑ Stress Arbeit	❑ Flüssigkeitsmangel	❑ Menstruation
❑ Alkohol	❑ Gerüche	❑ Körperl. Belastung	❑ Andere
❑ Schlafprobleme	❑ Wetterwechsel	❑ Nikotin	❑
❑ Nahrung	❑ Müdigkeit	❑ Lesen	❑

Begleitsymptome

❑ Erbrechen	❑ Übelkeit	❑ Müdigkeit
❑ Gereiztheit	❑ Appetitlosigkeit	❑
❑ Andere	❑ Schwindel	❑

Was hat geholfen?

____

Zusätzliche Notizen

____

Datum ____________________

Tag MO DI MI DO FR SA SO

Schmerzbeginn: ____________________

Schmerzende: ____________________

Dauer: ____________________

Wetterbedingung: ____________________

Temperatur: ____________________

Welche Art von Kopfschmerz hast du verspürt?

Migräne | Sinus | Cluster | Spannungs-schmerz | Hinterkopf | CMD

Intensität der Kopfschmerzen: 0 1 2 3 4 5 6 7 8 9 10

Leichte Schmerzen — Starke Schmerzen

Auslöser

❑ Helles Licht	❑ Lärm	❑ Allergie	❑ Unterzuckerung
❑ Hunger	❑ Stress zuhause	❑ Infekt	❑ Medikamente
❑ Koffein	❑ Stress Arbeit	❑ Flüssigkeitsmangel	❑ Menstruation
❑ Alkohol	❑ Gerüche	❑ Körperl. Belastung	❑ Andere
❑ Schlafprobleme	❑ Wetterwechsel	❑ Nikotin	❑
❑ Nahrung	❑ Müdigkeit	❑ Lesen	❑

Begleitsymptome

❑ Erbrechen	❑ Übelkeit	❑ Müdigkeit
❑ Gereiztheit	❑ Appetitlosigkeit	❑
❑ Andere	❑ Schwindel	❑

Was hat geholfen?

____

____

____

____

____

____

Zusätzliche Notizen

____

____

____

____

____

____

Datum ____________________

Tag MO DI MI DO FR SA SO

Schmerzbeginn: ________________

Schmerzende: ________________

Dauer: ________________

Wetterbedingung: ______________

Temperatur: ______________

Welche Art von Kopfschmerz hast du verspürt?

Migräne | Sinus | Cluster | Spannungs-schmerz | Hinterkopf | CMD

Intensität der Kopfschmerzen: 0 1 2 3 4 5 6 7 8 9 10

Leichte Schmerzen — Starke Schmerzen

Auslöser

- ❑ Helles Licht
- ❑ Hunger
- ❑ Koffein
- ❑ Alkohol
- ❑ Schlafprobleme
- ❑ Nahrung
- ❑ Lärm
- ❑ Stress zuhause
- ❑ Stress Arbeit
- ❑ Gerüche
- ❑ Wetterwechsel
- ❑ Müdigkeit
- ❑ Allergie
- ❑ Infekt
- ❑ Flüssigkeitsmangel
- ❑ Körperl. Belastung
- ❑ Nikotin
- ❑ Lesen
- ❑ Unterzuckerung
- ❑ Medikamente
- ❑ Menstruation
- ❑ Andere
- ❑
- ❑

Begleitsymptome

- ❑ Erbrechen
- ❑ Gereiztheit
- ❑ Andere
- ❑ Übelkeit
- ❑ Appetitlosigkeit
- ❑ Schwindel
- ❑ Müdigkeit
- ❑
- ❑

Was hat geholfen?

____

____

____

____

____

____

Zusätzliche Notizen

____

____

____

____

____

____

Datum ____________________

Tag MO DI MI DO FR SA SO

Schmerzbeginn: ____________________

Schmerzende: ____________________

Dauer: ____________________

Wetterbedingung: ____________________

Temperatur: ____________________

Welche Art von Kopfschmerz hast du verspürt?

Migräne | Sinus | Cluster | Spannungs-schmerz | Hinterkopf | CMD

Intensität der Kopfschmerzen: 0 1 2 3 4 5 6 7 8 9 10

Leichte Schmerzen — Starke Schmerzen

Auslöser

- ❑ Helles Licht
- ❑ Hunger
- ❑ Koffein
- ❑ Alkohol
- ❑ Schlafprobleme
- ❑ Nahrung
- ❑ Lärm
- ❑ Stress zuhause
- ❑ Stress Arbeit
- ❑ Gerüche
- ❑ Wetterwechsel
- ❑ Müdigkeit
- ❑ Allergie
- ❑ Infekt
- ❑ Flüssigkeitsmangel
- ❑ Körperl. Belastung
- ❑ Nikotin
- ❑ Lesen
- ❑ Unterzuckerung
- ❑ Medikamente
- ❑ Menstruation
- ❑ Andere
- ❑
- ❑

Begleitsymptome

- ❑ Erbrechen
- ❑ Gereiztheit
- ❑ Andere
- ❑ Übelkeit
- ❑ Appetitlosigkeit
- ❑ Schwindel
- ❑ Müdigkeit
- ❑
- ❑

Was hat geholfen?

____

____

____

____

____

____

Zusätzliche Notizen

____

____

____

____

____

____

Datum ____________________

Tag MO DI MI DO FR SA SO

Schmerzbeginn: ____________________

Schmerzende: ____________________

Dauer: ____________________

Wetterbedingung: ____________________

Temperatur: ____________________

Welche Art von Kopfschmerz hast du verspürt?

Migräne | Sinus | Cluster | Spannungs-schmerz | Hinterkopf | CMD

Intensität der Kopfschmerzen: 0 1 2 3 4 5 6 7 8 9 10

Leichte Schmerzen | Starke Schmerzen

Auslöser

- ❑ Helles Licht
- ❑ Hunger
- ❑ Koffein
- ❑ Alkohol
- ❑ Schlafprobleme
- ❑ Nahrung
- ❑ Lärm
- ❑ Stress zuhause
- ❑ Stress Arbeit
- ❑ Gerüche
- ❑ Wetterwechsel
- ❑ Müdigkeit
- ❑ Allergie
- ❑ Infekt
- ❑ Flüssigkeitsmangel
- ❑ Körperl. Belastung
- ❑ Nikotin
- ❑ Lesen
- ❑ Unterzuckerung
- ❑ Medikamente
- ❑ Menstruation
- ❑ Andere
- ❑
- ❑

Begleitsymptome

- ❑ Erbrechen
- ❑ Gereiztheit
- ❑ Andere
- ❑ Übelkeit
- ❑ Appetitlosigkeit
- ❑ Schwindel
- ❑ Müdigkeit
- ❑
- ❑

Was hat geholfen?

____

____

____

____

____

____

Zusätzliche Notizen

____

____

____

____

____

____

Datum ____________________

Tag MO DI MI DO FR SA SO

Schmerzbeginn: ____________________

Schmerzende: ____________________

Dauer: ____________________

Wetterbedingung: ____________________

Temperatur: ____________________

Welche Art von Kopfschmerz hast du verspürt?

Migräne | Sinus | Cluster | Spannungs-schmerz | Hinterkopf | CMD

Intensität der Kopfschmerzen: 0 1 2 3 4 5 6 7 8 9 10

Leichte Schmerzen — Starke Schmerzen

Auslöser

- ❑ Helles Licht
- ❑ Hunger
- ❑ Koffein
- ❑ Alkohol
- ❑ Schlafprobleme
- ❑ Nahrung
- ❑ Lärm
- ❑ Stress zuhause
- ❑ Stress Arbeit
- ❑ Gerüche
- ❑ Wetterwechsel
- ❑ Müdigkeit
- ❑ Allergie
- ❑ Infekt
- ❑ Flüssigkeitsmangel
- ❑ Körperl. Belastung
- ❑ Nikotin
- ❑ Lesen
- ❑ Unterzuckerung
- ❑ Medikamente
- ❑ Menstruation
- ❑ Andere
- ❑
- ❑

Begleitsymptome

- ❑ Erbrechen
- ❑ Gereiztheit
- ❑ Andere
- ❑ Übelkeit
- ❑ Appetitlosigkeit
- ❑ Schwindel
- ❑ Müdigkeit
- ❑
- ❑

Was hat geholfen?

____

____

____

____

____

____

Zusätzliche Notizen

____

____

____

____

____

____

Datum ______________________

Tag MO DI MI DO FR SA SO

Schmerzbeginn: ______________

Schmerzende: ______________

Dauer: ______________

Wetterbedingung: ______________

Temperatur: ______________

Welche Art von Kopfschmerz hast du verspürt?

Migräne | Sinus | Cluster | Spannungs-schmerz | Hinterkopf | CMD

Intensität der Kopfschmerzen: 0 1 2 3 4 5 6 7 8 9 10

Leichte Schmerzen — Starke Schmerzen

Auslöser

- ❑ Helles Licht
- ❑ Hunger
- ❑ Koffein
- ❑ Alkohol
- ❑ Schlafprobleme
- ❑ Nahrung
- ❑ Lärm
- ❑ Stress zuhause
- ❑ Stress Arbeit
- ❑ Gerüche
- ❑ Wetterwechsel
- ❑ Müdigkeit
- ❑ Allergie
- ❑ Infekt
- ❑ Flüssigkeitsmangel
- ❑ Körperl. Belastung
- ❑ Nikotin
- ❑ Lesen
- ❑ Unterzuckerung
- ❑ Medikamente
- ❑ Menstruation
- ❑ Andere
- ❑
- ❑

Begleitsymptome

- ❑ Erbrechen
- ❑ Gereiztheit
- ❑ Andere
- ❑ Übelkeit
- ❑ Appetitlosigkeit
- ❑ Schwindel
- ❑ Müdigkeit
- ❑
- ❑

Was hat geholfen?

____

Zusätzliche Notizen

____

Datum ______________________

Tag MO DI MI DO FR SA SO

Schmerzbeginn: ______________________

Schmerzende: ______________________

Dauer: ______________________

Wetterbedingung: ______________________

Temperatur: ______________________

Welche Art von Kopfschmerz hast du verspürt?

Migräne | Sinus | Cluster | Spannungs-schmerz | Hinterkopf | CMD

Intensität der Kopfschmerzen: 0 1 2 3 4 5 6 7 8 9 10

Leichte Schmerzen — Starke Schmerzen

Auslöser

- ❑ Helles Licht
- ❑ Hunger
- ❑ Koffein
- ❑ Alkohol
- ❑ Schlafprobleme
- ❑ Nahrung
- ❑ Lärm
- ❑ Stress zuhause
- ❑ Stress Arbeit
- ❑ Gerüche
- ❑ Wetterwechsel
- ❑ Müdigkeit
- ❑ Allergie
- ❑ Infekt
- ❑ Flüssigkeitsmangel
- ❑ Körperl. Belastung
- ❑ Nikotin
- ❑ Lesen
- ❑ Unterzuckerung
- ❑ Medikamente
- ❑ Menstruation
- ❑ Andere
- ❑
- ❑

Begleitsymptome

- ❑ Erbrechen
- ❑ Gereiztheit
- ❑ Andere
- ❑ Übelkeit
- ❑ Appetitlosigkeit
- ❑ Schwindel
- ❑ Müdigkeit
- ❑
- ❑

Was hat geholfen?

____

____

____

____

____

____

Zusätzliche Notizen

____

____

____

____

____

____

Datum ____________________

Tag MO DI MI DO FR SA SO

Schmerzbeginn: ____________________

Schmerzende: ____________________

Dauer: ____________________

Wetterbedingung: ____________________

Temperatur: ____________________

Welche Art von Kopfschmerz hast du verspürt?

Migräne | Sinus | Cluster | Spannungs-schmerz | Hinterkopf | CMD

Intensität der Kopfschmerzen: 0 1 2 3 4 5 6 7 8 9 10

Leichte Schmerzen — Starke Schmerzen

Auslöser

- ❑ Helles Licht
- ❑ Hunger
- ❑ Koffein
- ❑ Alkohol
- ❑ Schlafprobleme
- ❑ Nahrung
- ❑ Lärm
- ❑ Stress zuhause
- ❑ Stress Arbeit
- ❑ Gerüche
- ❑ Wetterwechsel
- ❑ Müdigkeit
- ❑ Allergie
- ❑ Infekt
- ❑ Flüssigkeitsmangel
- ❑ Körperl. Belastung
- ❑ Nikotin
- ❑ Lesen
- ❑ Unterzuckerung
- ❑ Medikamente
- ❑ Menstruation
- ❑ Andere
- ❑
- ❑

Begleitsymptome

- ❑ Erbrechen
- ❑ Gereiztheit
- ❑ Andere
- ❑ Übelkeit
- ❑ Appetitlosigkeit
- ❑ Schwindel
- ❑ Müdigkeit
- ❑
- ❑

Was hat geholfen?

____

____

____

____

____

____

Zusätzliche Notizen

____

____

____

____

____

____

Datum ____________________

Tag MO DI MI DO FR SA SO

Schmerzbeginn: ____________________

Schmerzende: ____________________

Dauer: ____________________

Wetterbedingung: ____________________

Temperatur: ____________________

Welche Art von Kopfschmerz hast du verspürt?

Migräne | Sinus | Cluster | Spannungs-schmerz | Hinterkopf | CMD

Intensität der Kopfschmerzen: 0 1 2 3 4 5 6 7 8 9 10

Leichte Schmerzen — Starke Schmerzen

Auslöser

- ❑ Helles Licht
- ❑ Hunger
- ❑ Koffein
- ❑ Alkohol
- ❑ Schlafprobleme
- ❑ Nahrung
- ❑ Lärm
- ❑ Stress zuhause
- ❑ Stress Arbeit
- ❑ Gerüche
- ❑ Wetterwechsel
- ❑ Müdigkeit
- ❑ Allergie
- ❑ Infekt
- ❑ Flüssigkeitsmangel
- ❑ Körperl. Belastung
- ❑ Nikotin
- ❑ Lesen
- ❑ Unterzuckerung
- ❑ Medikamente
- ❑ Menstruation
- ❑ Andere
- ❑
- ❑

Begleitsymptome

- ❑ Erbrechen
- ❑ Gereiztheit
- ❑ Andere
- ❑ Übelkeit
- ❑ Appetitlosigkeit
- ❑ Schwindel
- ❑ Müdigkeit
- ❑
- ❑

Was hat geholfen?

____

____

____

____

____

____

Zusätzliche Notizen

____

____

____

____

____

____

Datum ______________________

Tag MO DI MI DO FR SA SO

Schmerzbeginn: ______________________

Schmerzende: ______________________

Dauer: ______________________

Wetterbedingung: ______________________

Temperatur: ______________________

Welche Art von Kopfschmerz hast du verspürt?

Migräne

Sinus

Cluster

Spannungs-
schmerz

Hinterkopf

CMD

Intensität der Kopfschmerzen: 0 1 2 3 4 5 6 7 8 9 10

Leichte Schmerzen Starke Schmerzen

Auslöser

- ❑ Helles Licht
- ❑ Hunger
- ❑ Koffein
- ❑ Alkohol
- ❑ Schlafprobleme
- ❑ Nahrung
- ❑ Lärm
- ❑ Stress zuhause
- ❑ Stress Arbeit
- ❑ Gerüche
- ❑ Wetterwechsel
- ❑ Müdigkeit
- ❑ Allergie
- ❑ Infekt
- ❑ Flüssigkeitsmangel
- ❑ Körperl. Belastung
- ❑ Nikotin
- ❑ Lesen
- ❑ Unterzuckerung
- ❑ Medikamente
- ❑ Menstruation
- ❑ Andere
- ❑
- ❑

Begleitsymptome

- ❑ Erbrechen
- ❑ Gereiztheit
- ❑ Andere
- ❑ Übelkeit
- ❑ Appetitlosigkeit
- ❑ Schwindel
- ❑ Müdigkeit
- ❑
- ❑

Was hat geholfen?

____

____

____

____

____

____

Zusätzliche Notizen

____

____

____

____

____

____

Datum ____________________

Tag MO DI MI DO FR SA SO

Schmerzbeginn: ____________________

Schmerzende: ____________________

Dauer: ____________________

Wetterbedingung: ____________________

Temperatur: ____________________

Welche Art von Kopfschmerz hast du verspürt?

Migräne | Sinus | Cluster | Spannungsschmerz | Hinterkopf | CMD

Intensität der Kopfschmerzen: 0 1 2 3 4 5 6 7 8 9 10

Leichte Schmerzen — Starke Schmerzen

Auslöser

- ❑ Helles Licht
- ❑ Hunger
- ❑ Koffein
- ❑ Alkohol
- ❑ Schlafprobleme
- ❑ Nahrung
- ❑ Lärm
- ❑ Stress zuhause
- ❑ Stress Arbeit
- ❑ Gerüche
- ❑ Wetterwechsel
- ❑ Müdigkeit
- ❑ Allergie
- ❑ Infekt
- ❑ Flüssigkeitsmangel
- ❑ Körperl. Belastung
- ❑ Nikotin
- ❑ Lesen
- ❑ Unterzuckerung
- ❑ Medikamente
- ❑ Menstruation
- ❑ Andere
- ❑
- ❑

Begleitsymptome

- ❑ Erbrechen
- ❑ Gereiztheit
- ❑ Andere
- ❑ Übelkeit
- ❑ Appetitlosigkeit
- ❑ Schwindel
- ❑ Müdigkeit
- ❑
- ❑

Was hat geholfen?

____

____

____

____

____

____

Zusätzliche Notizen

____

____

____

____

____

____

Datum ____________________

Tag MO DI MI DO FR SA SO

Schmerzbeginn: ____________________

Schmerzende: ____________________

Dauer: ____________________

Wetterbedingung: ________________

Temperatur: ________________

Welche Art von Kopfschmerz hast du verspürt?

Migräne | Sinus | Cluster | Spannungs-schmerz | Hinterkopf | CMD

Intensität der Kopfschmerzen: 0 1 2 3 4 5 6 7 8 9 10

Leichte Schmerzen — Starke Schmerzen

Auslöser

- ❑ Helles Licht
- ❑ Hunger
- ❑ Koffein
- ❑ Alkohol
- ❑ Schlafprobleme
- ❑ Nahrung
- ❑ Lärm
- ❑ Stress zuhause
- ❑ Stress Arbeit
- ❑ Gerüche
- ❑ Wetterwechsel
- ❑ Müdigkeit
- ❑ Allergie
- ❑ Infekt
- ❑ Flüssigkeitsmangel
- ❑ Körperl. Belastung
- ❑ Nikotin
- ❑ Lesen
- ❑ Unterzuckerung
- ❑ Medikamente
- ❑ Menstruation
- ❑ Andere
- ❑
- ❑

Begleitsymptome

- ❑ Erbrechen
- ❑ Gereiztheit
- ❑ Andere
- ❑ Übelkeit
- ❑ Appetitlosigkeit
- ❑ Schwindel
- ❑ Müdigkeit
- ❑
- ❑

Was hat geholfen?

____

____

____

____

____

____

Zusätzliche Notizen

____

____

____

____

____

____

Datum ____________

Tag MO DI MI DO FR SA SO

Schmerzbeginn: ____________

Schmerzende: ____________

Dauer: ____________

Wetterbedingung: ____________

Temperatur: ____________

Welche Art von Kopfschmerz hast du verspürt?

Migräne | Sinus | Cluster | Spannungs-schmerz | Hinterkopf | CMD

Intensität der Kopfschmerzen: 0 1 2 3 4 5 6 7 8 9 10

Leichte Schmerzen — Starke Schmerzen

Auslöser

- ❑ Helles Licht
- ❑ Hunger
- ❑ Koffein
- ❑ Alkohol
- ❑ Schlafprobleme
- ❑ Nahrung
- ❑ Lärm
- ❑ Stress zuhause
- ❑ Stress Arbeit
- ❑ Gerüche
- ❑ Wetterwechsel
- ❑ Müdigkeit
- ❑ Allergie
- ❑ Infekt
- ❑ Flüssigkeitsmangel
- ❑ Körperl. Belastung
- ❑ Nikotin
- ❑ Lesen
- ❑ Unterzuckerung
- ❑ Medikamente
- ❑ Menstruation
- ❑ Andere
- ❑
- ❑

Begleitsymptome

- ❑ Erbrechen
- ❑ Gereiztheit
- ❑ Andere
- ❑ Übelkeit
- ❑ Appetitlosigkeit
- ❑ Schwindel
- ❑ Müdigkeit
- ❑
- ❑

Was hat geholfen?

____

Zusätzliche Notizen

____

Datum ____________________

Tag MO DI MI DO FR SA SO

Schmerzbeginn: ____________________

Schmerzende: ____________________

Dauer: ____________________

Wetterbedingung: ____________________

Temperatur: ____________________

Welche Art von Kopfschmerz hast du verspürt?

Migräne | Sinus | Cluster | Spannungsschmerz | Hinterkopf | CMD

Intensität der Kopfschmerzen: 0 1 2 3 4 5 6 7 8 9 10

Leichte Schmerzen — Starke Schmerzen

Auslöser

- ❑ Helles Licht
- ❑ Hunger
- ❑ Koffein
- ❑ Alkohol
- ❑ Schlafprobleme
- ❑ Nahrung
- ❑ Lärm
- ❑ Stress zuhause
- ❑ Stress Arbeit
- ❑ Gerüche
- ❑ Wetterwechsel
- ❑ Müdigkeit
- ❑ Allergie
- ❑ Infekt
- ❑ Flüssigkeitsmangel
- ❑ Körperl. Belastung
- ❑ Nikotin
- ❑ Lesen
- ❑ Unterzuckerung
- ❑ Medikamente
- ❑ Menstruation
- ❑ Andere
- ❑
- ❑

Begleitsymptome

- ❑ Erbrechen
- ❑ Gereiztheit
- ❑ Andere
- ❑ Übelkeit
- ❑ Appetitlosigkeit
- ❑ Schwindel
- ❑ Müdigkeit
- ❑
- ❑

Was hat geholfen?

____

____

____

____

____

____

Zusätzliche Notizen

____

____

____

____

____

____

Datum ____________________

Tag MO DI MI DO FR SA SO

Schmerzbeginn: ____________________
Schmerzende: ____________________
Dauer: ____________________

Wetterbedingung: ____________________
Temperatur: ____________________

Welche Art von Kopfschmerz hast du verspürt?

Migräne | Sinus | Cluster | Spannungs-schmerz | Hinterkopf | CMD

Intensität der Kopfschmerzen: 0 1 2 3 4 5 6 7 8 9 10

Leichte Schmerzen — Starke Schmerzen

Auslöser

- ❑ Helles Licht
- ❑ Hunger
- ❑ Koffein
- ❑ Alkohol
- ❑ Schlafprobleme
- ❑ Nahrung
- ❑ Lärm
- ❑ Stress zuhause
- ❑ Stress Arbeit
- ❑ Gerüche
- ❑ Wetterwechsel
- ❑ Müdigkeit
- ❑ Allergie
- ❑ Infekt
- ❑ Flüssigkeitsmangel
- ❑ Körperl. Belastung
- ❑ Nikotin
- ❑ Lesen
- ❑ Unterzuckerung
- ❑ Medikamente
- ❑ Menstruation
- ❑ Andere
- ❑
- ❑

Begleitsymptome

- ❑ Erbrechen
- ❑ Gereiztheit
- ❑ Andere
- ❑ Übelkeit
- ❑ Appetitlosigkeit
- ❑ Schwindel
- ❑ Müdigkeit
- ❑
- ❑

Was hat geholfen?

____

Zusätzliche Notizen

____

Datum ____________________

Tag MO DI MI DO FR SA SO

Schmerzbeginn: ____________________

Schmerzende: ____________________

Dauer: ____________________

Wetterbedingung: ____________________

Temperatur: ____________________

Welche Art von Kopfschmerz hast du verspürt?

Migräne | Sinus | Cluster | Spannungs-schmerz | Hinterkopf | CMD

Intensität der Kopfschmerzen: 0 1 2 3 4 5 6 7 8 9 10

Leichte Schmerzen — Starke Schmerzen

Auslöser

- ❑ Helles Licht
- ❑ Hunger
- ❑ Koffein
- ❑ Alkohol
- ❑ Schlafprobleme
- ❑ Nahrung
- ❑ Lärm
- ❑ Stress zuhause
- ❑ Stress Arbeit
- ❑ Gerüche
- ❑ Wetterwechsel
- ❑ Müdigkeit
- ❑ Allergie
- ❑ Infekt
- ❑ Flüssigkeitsmangel
- ❑ Körperl. Belastung
- ❑ Nikotin
- ❑ Lesen
- ❑ Unterzuckerung
- ❑ Medikamente
- ❑ Menstruation
- ❑ Andere
- ❑
- ❑

Begleitsymptome

- ❑ Erbrechen
- ❑ Gereiztheit
- ❑ Andere
- ❑ Übelkeit
- ❑ Appetitlosigkeit
- ❑ Schwindel
- ❑ Müdigkeit
- ❑
- ❑

Was hat geholfen?

____

____

____

____

____

____

Zusätzliche Notizen

____

____

____

____

____

____

Datum ________________

Tag MO DI MI DO FR SA SO

Schmerzbeginn: ________________

Schmerzende: ________________

Dauer: ________________

Wetterbedingung: ________________

Temperatur: ________________

Welche Art von Kopfschmerz hast du verspürt?

Migräne | Sinus | Cluster | Spannungs-schmerz | Hinterkopf | CMD

Intensität der Kopfschmerzen: 0 1 2 3 4 5 6 7 8 9 10

Leichte Schmerzen — Starke Schmerzen

Auslöser

- ❑ Helles Licht
- ❑ Hunger
- ❑ Koffein
- ❑ Alkohol
- ❑ Schlafprobleme
- ❑ Nahrung
- ❑ Lärm
- ❑ Stress zuhause
- ❑ Stress Arbeit
- ❑ Gerüche
- ❑ Wetterwechsel
- ❑ Müdigkeit
- ❑ Allergie
- ❑ Infekt
- ❑ Flüssigkeitsmangel
- ❑ Körperl. Belastung
- ❑ Nikotin
- ❑ Lesen
- ❑ Unterzuckerung
- ❑ Medikamente
- ❑ Menstruation
- ❑ Andere
- ❑
- ❑

Begleitsymptome

- ❑ Erbrechen
- ❑ Gereiztheit
- ❑ Andere
- ❑ Übelkeit
- ❑ Appetitlosigkeit
- ❑ Schwindel
- ❑ Müdigkeit
- ❑
- ❑

Was hat geholfen?

____

____

____

____

____

____

Zusätzliche Notizen

____

____

____

____

____

____

Datum ____________________

Tag MO DI MI DO FR SA SO

Schmerzbeginn: ____________________

Schmerzende: ____________________

Dauer: ____________________

Wetterbedingung: ____________________

Temperatur: ____________________

Welche Art von Kopfschmerz hast du verspürt?

Migräne | Sinus | Cluster | Spannungs-schmerz | Hinterkopf | CMD

Intensität der Kopfschmerzen: 0 1 2 3 4 5 6 7 8 9 10

Leichte Schmerzen — Starke Schmerzen

Auslöser

- ❑ Helles Licht
- ❑ Hunger
- ❑ Koffein
- ❑ Alkohol
- ❑ Schlafprobleme
- ❑ Nahrung
- ❑ Lärm
- ❑ Stress zuhause
- ❑ Stress Arbeit
- ❑ Gerüche
- ❑ Wetterwechsel
- ❑ Müdigkeit
- ❑ Allergie
- ❑ Infekt
- ❑ Flüssigkeitsmangel
- ❑ Körperl. Belastung
- ❑ Nikotin
- ❑ Lesen
- ❑ Unterzuckerung
- ❑ Medikamente
- ❑ Menstruation
- ❑ Andere
- ❑
- ❑

Begleitsymptome

- ❑ Erbrechen
- ❑ Gereiztheit
- ❑ Andere
- ❑ Übelkeit
- ❑ Appetitlosigkeit
- ❑ Schwindel
- ❑ Müdigkeit
- ❑
- ❑

Was hat geholfen?

____

____

____

____

____

____

Zusätzliche Notizen

____

____

____

____

____

____

Datum ____________________

Tag MO DI MI DO FR SA SO

Schmerzbeginn: ____________________

Schmerzende: ____________________

Dauer: ____________________

Wetterbedingung: ____________________

Temperatur: ____________________

Welche Art von Kopfschmerz hast du verspürt?

Migräne | Sinus | Cluster | Spannungs-schmerz | Hinterkopf | CMD

Intensität der Kopfschmerzen: 0 1 2 3 4 5 6 7 8 9 10

Leichte Schmerzen — Starke Schmerzen

Auslöser

❑ Helles Licht	❑ Lärm	❑ Allergie	❑ Unterzuckerung
❑ Hunger	❑ Stress zuhause	❑ Infekt	❑ Medikamente
❑ Koffein	❑ Stress Arbeit	❑ Flüssigkeitsmangel	❑ Menstruation
❑ Alkohol	❑ Gerüche	❑ Körperl. Belastung	❑ Andere
❑ Schlafprobleme	❑ Wetterwechsel	❑ Nikotin	❑
❑ Nahrung	❑ Müdigkeit	❑ Lesen	❑

Begleitsymptome

❑ Erbrechen	❑ Übelkeit	❑ Müdigkeit
❑ Gereiztheit	❑ Appetitlosigkeit	❑
❑ Andere	❑ Schwindel	❑

Was hat geholfen?

____

Zusätzliche Notizen

____

Datum ______________________

Tag MO DI MI DO FR SA SO

Schmerzbeginn: ______________________

Schmerzende: ______________________

Dauer: ______________________

Wetterbedingung: ______________________

Temperatur: ______________________

Welche Art von Kopfschmerz hast du verspürt?

Migräne | Sinus | Cluster | Spannungs-schmerz | Hinterkopf | CMD

Intensität der Kopfschmerzen: 0 1 2 3 4 5 6 7 8 9 10

Leichte Schmerzen — Starke Schmerzen

Auslöser

- ❑ Helles Licht
- ❑ Hunger
- ❑ Koffein
- ❑ Alkohol
- ❑ Schlafprobleme
- ❑ Nahrung
- ❑ Lärm
- ❑ Stress zuhause
- ❑ Stress Arbeit
- ❑ Gerüche
- ❑ Wetterwechsel
- ❑ Müdigkeit
- ❑ Allergie
- ❑ Infekt
- ❑ Flüssigkeitsmangel
- ❑ Körperl. Belastung
- ❑ Nikotin
- ❑ Lesen
- ❑ Unterzuckerung
- ❑ Medikamente
- ❑ Menstruation
- ❑ Andere
- ❑
- ❑

Begleitsymptome

- ❑ Erbrechen
- ❑ Gereiztheit
- ❑ Andere
- ❑ Übelkeit
- ❑ Appetitlosigkeit
- ❑ Schwindel
- ❑ Müdigkeit
- ❑
- ❑

Was hat geholfen?

____

____

____

____

____

____

Zusätzliche Notizen

____

____

____

____

____

____

Datum ______________________

Tag MO DI MI DO FR SA SO

Schmerzbeginn: ______________________

Schmerzende: ______________________

Dauer: ______________________

Wetterbedingung: ______________________

Temperatur: ______________________

Welche Art von Kopfschmerz hast du verspürt?

Migräne Sinus Cluster Spannungs-schmerz Hinterkopf CMD

Intensität der Kopfschmerzen: 0 1 2 3 4 5 6 7 8 9 10

Leichte Schmerzen Starke Schmerzen

Auslöser

- ❑ Helles Licht
- ❑ Hunger
- ❑ Koffein
- ❑ Alkohol
- ❑ Schlafprobleme
- ❑ Nahrung
- ❑ Lärm
- ❑ Stress zuhause
- ❑ Stress Arbeit
- ❑ Gerüche
- ❑ Wetterwechsel
- ❑ Müdigkeit
- ❑ Allergie
- ❑ Infekt
- ❑ Flüssigkeitsmangel
- ❑ Körperl. Belastung
- ❑ Nikotin
- ❑ Lesen
- ❑ Unterzuckerung
- ❑ Medikamente
- ❑ Menstruation
- ❑ Andere
- ❑
- ❑

Begleitsymptome

- ❑ Erbrechen
- ❑ Gereiztheit
- ❑ Andere
- ❑ Übelkeit
- ❑ Appetitlosigkeit
- ❑ Schwindel
- ❑ Müdigkeit
- ❑
- ❑

Was hat geholfen?

____

____

____

____

____

____

Zusätzliche Notizen

____

____

____

____

____

____

Datum ______________________

Tag MO DI MI DO FR SA SO

Schmerzbeginn: ______________
Schmerzende: ______________
Dauer: ______________

Wetterbedingung: ______________
Temperatur: ______________

Welche Art von Kopfschmerz hast du verspürt?

Migräne | Sinus | Cluster | Spannungs-schmerz | Hinterkopf | CMD

Intensität der Kopfschmerzen: 0 1 2 3 4 5 6 7 8 9 10

Leichte Schmerzen — Starke Schmerzen

Auslöser

- ❑ Helles Licht
- ❑ Hunger
- ❑ Koffein
- ❑ Alkohol
- ❑ Schlafprobleme
- ❑ Nahrung
- ❑ Lärm
- ❑ Stress zuhause
- ❑ Stress Arbeit
- ❑ Gerüche
- ❑ Wetterwechsel
- ❑ Müdigkeit
- ❑ Allergie
- ❑ Infekt
- ❑ Flüssigkeitsmangel
- ❑ Körperl. Belastung
- ❑ Nikotin
- ❑ Lesen
- ❑ Unterzuckerung
- ❑ Medikamente
- ❑ Menstruation
- ❑ Andere
- ❑
- ❑

Begleitsymptome

- ❑ Erbrechen
- ❑ Gereiztheit
- ❑ Andere
- ❑ Übelkeit
- ❑ Appetitlosigkeit
- ❑ Schwindel
- ❑ Müdigkeit
- ❑
- ❑

Was hat geholfen?

____

Zusätzliche Notizen

____

Datum ______________________

Tag MO DI MI DO FR SA SO

Schmerzbeginn: ______________________

Schmerzende: ______________________

Dauer: ______________________

Wetterbedingung: ______________________

Temperatur: ______________________

Welche Art von Kopfschmerz hast du verspürt?

Migräne | Sinus | Cluster | Spannungs-schmerz | Hinterkopf | CMD

Intensität der Kopfschmerzen: 0 1 2 3 4 5 6 7 8 9 10

Leichte Schmerzen — Starke Schmerzen

Auslöser

- ❑ Helles Licht
- ❑ Hunger
- ❑ Koffein
- ❑ Alkohol
- ❑ Schlafprobleme
- ❑ Nahrung
- ❑ Lärm
- ❑ Stress zuhause
- ❑ Stress Arbeit
- ❑ Gerüche
- ❑ Wetterwechsel
- ❑ Müdigkeit
- ❑ Allergie
- ❑ Infekt
- ❑ Flüssigkeitsmangel
- ❑ Körperl. Belastung
- ❑ Nikotin
- ❑ Lesen
- ❑ Unterzuckerung
- ❑ Medikamente
- ❑ Menstruation
- ❑ Andere
- ❑
- ❑

Begleitsymptome

- ❑ Erbrechen
- ❑ Gereiztheit
- ❑ Andere
- ❑ Übelkeit
- ❑ Appetitlosigkeit
- ❑ Schwindel
- ❑ Müdigkeit
- ❑
- ❑

Was hat geholfen?

____

____

____

____

____

____

Zusätzliche Notizen

____

____

____

____

____

____

Datum ____________________

Tag MO DI MI DO FR SA SO

Schmerzbeginn: ____________________

Schmerzende: ____________________

Dauer: ____________________

Wetterbedingung: ____________________

Temperatur: ____________________

Welche Art von Kopfschmerz hast du verspürt?

Migräne | Sinus | Cluster | Spannungs-schmerz | Hinterkopf | CMD

Intensität der Kopfschmerzen: 0 1 2 3 4 5 6 7 8 9 10

Leichte Schmerzen — Starke Schmerzen

Auslöser

- ❑ Helles Licht
- ❑ Hunger
- ❑ Koffein
- ❑ Alkohol
- ❑ Schlafprobleme
- ❑ Nahrung
- ❑ Lärm
- ❑ Stress zuhause
- ❑ Stress Arbeit
- ❑ Gerüche
- ❑ Wetterwechsel
- ❑ Müdigkeit
- ❑ Allergie
- ❑ Infekt
- ❑ Flüssigkeitsmangel
- ❑ Körperl. Belastung
- ❑ Nikotin
- ❑ Lesen
- ❑ Unterzuckerung
- ❑ Medikamente
- ❑ Menstruation
- ❑ Andere
- ❑
- ❑

Begleitsymptome

- ❑ Erbrechen
- ❑ Gereiztheit
- ❑ Andere
- ❑ Übelkeit
- ❑ Appetitlosigkeit
- ❑ Schwindel
- ❑ Müdigkeit
- ❑
- ❑

Was hat geholfen?

____

Zusätzliche Notizen

____

Datum ____________________

Tag MO DI MI DO FR SA SO

Schmerzbeginn: ____________________

Schmerzende: ____________________

Dauer: ____________________

Wetterbedingung: ____________________

Temperatur: ____________________

Welche Art von Kopfschmerz hast du verspürt?

Migräne | Sinus | Cluster | Spannungs-schmerz | Hinterkopf | CMD

Intensität der Kopfschmerzen: 0 1 2 3 4 5 6 7 8 9 10

Leichte Schmerzen — Starke Schmerzen

Auslöser

- ❑ Helles Licht
- ❑ Hunger
- ❑ Koffein
- ❑ Alkohol
- ❑ Schlafprobleme
- ❑ Nahrung
- ❑ Lärm
- ❑ Stress zuhause
- ❑ Stress Arbeit
- ❑ Gerüche
- ❑ Wetterwechsel
- ❑ Müdigkeit
- ❑ Allergie
- ❑ Infekt
- ❑ Flüssigkeitsmangel
- ❑ Körperl. Belastung
- ❑ Nikotin
- ❑ Lesen
- ❑ Unterzuckerung
- ❑ Medikamente
- ❑ Menstruation
- ❑ Andere
- ❑
- ❑

Begleitsymptome

- ❑ Erbrechen
- ❑ Gereiztheit
- ❑ Andere
- ❑ Übelkeit
- ❑ Appetitlosigkeit
- ❑ Schwindel
- ❑ Müdigkeit
- ❑
- ❑

Was hat geholfen?

____

____

____

____

____

____

Zusätzliche Notizen

____

____

____

____

____

____

Datum ____________________

Tag MO DI MI DO FR SA SO

Schmerzbeginn: ____________________

Schmerzende: ____________________

Dauer: ____________________

Wetterbedingung: ____________________

Temperatur: ____________________

Welche Art von Kopfschmerz hast du verspürt?

Migräne | Sinus | Cluster | Spannungs-schmerz | Hinterkopf | CMD

Intensität der Kopfschmerzen: 0 1 2 3 4 5 6 7 8 9 10

Leichte Schmerzen — Starke Schmerzen

Auslöser

- ❑ Helles Licht
- ❑ Hunger
- ❑ Koffein
- ❑ Alkohol
- ❑ Schlafprobleme
- ❑ Nahrung
- ❑ Lärm
- ❑ Stress zuhause
- ❑ Stress Arbeit
- ❑ Gerüche
- ❑ Wetterwechsel
- ❑ Müdigkeit
- ❑ Allergie
- ❑ Infekt
- ❑ Flüssigkeitsmangel
- ❑ Körperl. Belastung
- ❑ Nikotin
- ❑ Lesen
- ❑ Unterzuckerung
- ❑ Medikamente
- ❑ Menstruation
- ❑ Andere
- ❑
- ❑

Begleitsymptome

- ❑ Erbrechen
- ❑ Gereiztheit
- ❑ Andere
- ❑ Übelkeit
- ❑ Appetitlosigkeit
- ❑ Schwindel
- ❑ Müdigkeit
- ❑
- ❑

Was hat geholfen?

____

____

____

____

____

____

Zusätzliche Notizen

____

____

____

____

____

____

Datum ______________________

Tag MO DI MI DO FR SA SO

Schmerzbeginn: ______________

Schmerzende: ______________

Dauer: ______________

Wetterbedingung: ______________

Temperatur: ______________

Welche Art von Kopfschmerz hast du verspürt?

Migräne | Sinus | Cluster | Spannungs-schmerz | Hinterkopf | CMD

Intensität der Kopfschmerzen: 0 1 2 3 4 5 6 7 8 9 10

Leichte Schmerzen — Starke Schmerzen

Auslöser

- [ ] Helles Licht
- [ ] Hunger
- [ ] Koffein
- [ ] Alkohol
- [ ] Schlafprobleme
- [ ] Nahrung
- [ ] Lärm
- [ ] Stress zuhause
- [ ] Stress Arbeit
- [ ] Gerüche
- [ ] Wetterwechsel
- [ ] Müdigkeit
- [ ] Allergie
- [ ] Infekt
- [ ] Flüssigkeitsmangel
- [ ] Körperl. Belastung
- [ ] Nikotin
- [ ] Lesen
- [ ] Unterzuckerung
- [ ] Medikamente
- [ ] Menstruation
- [ ] Andere
- [ ]
- [ ]

Begleitsymptome

- [ ] Erbrechen
- [ ] Gereiztheit
- [ ] Andere
- [ ] Übelkeit
- [ ] Appetitlosigkeit
- [ ] Schwindel
- [ ] Müdigkeit
- [ ]
- [ ]

Was hat geholfen?

____

____

____

____

____

____

Zusätzliche Notizen

____

____

____

____

____

____

Datum ____________________

Tag MO DI MI DO FR SA SO

Schmerzbeginn: ____________________

Schmerzende: ____________________

Dauer: ____________________

Wetterbedingung: ____________________

Temperatur: ____________________

Welche Art von Kopfschmerz hast du verspürt?

Migräne Sinus Cluster Spannungs-schmerz Hinterkopf CMD

Intensität der Kopfschmerzen: 0 1 2 3 4 5 6 7 8 9 10

Leichte Schmerzen Starke Schmerzen

Auslöser

- ❑ Helles Licht
- ❑ Hunger
- ❑ Koffein
- ❑ Alkohol
- ❑ Schlafprobleme
- ❑ Nahrung
- ❑ Lärm
- ❑ Stress zuhause
- ❑ Stress Arbeit
- ❑ Gerüche
- ❑ Wetterwechsel
- ❑ Müdigkeit
- ❑ Allergie
- ❑ Infekt
- ❑ Flüssigkeitsmangel
- ❑ Körperl. Belastung
- ❑ Nikotin
- ❑ Lesen
- ❑ Unterzuckerung
- ❑ Medikamente
- ❑ Menstruation
- ❑ Andere
- ❑
- ❑

Begleitsymptome

- ❑ Erbrechen
- ❑ Gereiztheit
- ❑ Andere
- ❑ Übelkeit
- ❑ Appetitlosigkeit
- ❑ Schwindel
- ❑ Müdigkeit
- ❑
- ❑

Was hat geholfen?

____

____

____

____

____

____

Zusätzliche Notizen

____

____

____

____

____

____

Datum ______________________

Tag MO DI MI DO FR SA SO

Schmerzbeginn: ______________

Schmerzende: ______________

Dauer: ______________

☀ Wetterbedingung: ______________

🌡 Temperatur: ______________

Welche Art von Kopfschmerz hast du verspürt?

Migräne | Sinus | Cluster | Spannungs-schmerz | Hinterkopf | CMD

Intensität der Kopfschmerzen: 0 1 2 3 4 5 6 7 8 9 10

Leichte Schmerzen Starke Schmerzen

Auslöser

❑ Helles Licht	❑ Lärm	❑ Allergie	❑ Unterzuckerung
❑ Hunger	❑ Stress zuhause	❑ Infekt	❑ Medikamente
❑ Koffein	❑ Stress Arbeit	❑ Flüssigkeitsmangel	❑ Menstruation
❑ Alkohol	❑ Gerüche	❑ Körperl. Belastung	❑ Andere
❑ Schlafprobleme	❑ Wetterwechsel	❑ Nikotin	❑
❑ Nahrung	❑ Müdigkeit	❑ Lesen	❑

Begleitsymptome

❑ Erbrechen	❑ Übelkeit	❑ Müdigkeit
❑ Gereiztheit	❑ Appetitlosigkeit	❑
❑ Andere	❑ Schwindel	❑

Was hat geholfen?

____
____
____
____
____
____

Zusätzliche Notizen

____
____
____
____
____
____

Datum ____________________

Tag MO DI MI DO FR SA SO

Schmerzbeginn: ____________________

Schmerzende: ____________________

Dauer: ____________________

Wetterbedingung: ____________________

Temperatur: ____________________

Welche Art von Kopfschmerz hast du verspürt?

Migräne Sinus Cluster Spannungs-schmerz Hinterkopf CMD

Intensität der Kopfschmerzen: 0 1 2 3 4 5 6 7 8 9 10

Leichte Schmerzen Starke Schmerzen

Auslöser

- ❑ Helles Licht
- ❑ Hunger
- ❑ Koffein
- ❑ Alkohol
- ❑ Schlafprobleme
- ❑ Nahrung
- ❑ Lärm
- ❑ Stress zuhause
- ❑ Stress Arbeit
- ❑ Gerüche
- ❑ Wetterwechsel
- ❑ Müdigkeit
- ❑ Allergie
- ❑ Infekt
- ❑ Flüssigkeitsmangel
- ❑ Körperl. Belastung
- ❑ Nikotin
- ❑ Lesen
- ❑ Unterzuckerung
- ❑ Medikamente
- ❑ Menstruation
- ❑ Andere
- ❑
- ❑

Begleitsymptome

- ❑ Erbrechen
- ❑ Gereiztheit
- ❑ Andere
- ❑ Übelkeit
- ❑ Appetitlosigkeit
- ❑ Schwindel
- ❑ Müdigkeit
- ❑
- ❑

Was hat geholfen?

____

____

____

____

____

____

Zusätzliche Notizen

____

____

____

____

____

____

Datum ____________________

Tag MO DI MI DO FR SA SO

Schmerzbeginn: ____________________

Schmerzende: ____________________

Dauer: ____________________

Wetterbedingung: ____________________

Temperatur: ____________________

Welche Art von Kopfschmerz hast du verspürt?

Migräne Sinus Cluster Spannungs-schmerz Hinterkopf CMD

Intensität der Kopfschmerzen: 0 1 2 3 4 5 6 7 8 9 10

Leichte Schmerzen Starke Schmerzen

Auslöser

- ❑ Helles Licht
- ❑ Hunger
- ❑ Koffein
- ❑ Alkohol
- ❑ Schlafprobleme
- ❑ Nahrung
- ❑ Lärm
- ❑ Stress zuhause
- ❑ Stress Arbeit
- ❑ Gerüche
- ❑ Wetterwechsel
- ❑ Müdigkeit
- ❑ Allergie
- ❑ Infekt
- ❑ Flüssigkeitsmangel
- ❑ Körperl. Belastung
- ❑ Nikotin
- ❑ Lesen
- ❑ Unterzuckerung
- ❑ Medikamente
- ❑ Menstruation
- ❑ Andere
- ❑
- ❑

Begleitsymptome

- ❑ Erbrechen
- ❑ Gereiztheit
- ❑ Andere
- ❑ Übelkeit
- ❑ Appetitlosigkeit
- ❑ Schwindel
- ❑ Müdigkeit
- ❑
- ❑

Was hat geholfen?

____

____

____

____

____

____

Zusätzliche Notizen

____

____

____

____

____

____

Datum ____________________

Tag MO DI MI DO FR SA SO

Schmerzbeginn: ____________________

Schmerzende: ____________________

Dauer: ____________________

Wetterbedingung: ____________________

Temperatur: ____________________

Welche Art von Kopfschmerz hast du verspürt?

Migräne | Sinus | Cluster | Spannungs-schmerz | Hinterkopf | CMD

Intensität der Kopfschmerzen: 0 1 2 3 4 5 6 7 8 9 10

Leichte Schmerzen — Starke Schmerzen

Auslöser

❑ Helles Licht	❑ Lärm	❑ Allergie	❑ Unterzuckerung
❑ Hunger	❑ Stress zuhause	❑ Infekt	❑ Medikamente
❑ Koffein	❑ Stress Arbeit	❑ Flüssigkeitsmangel	❑ Menstruation
❑ Alkohol	❑ Gerüche	❑ Körperl. Belastung	❑ Andere
❑ Schlafprobleme	❑ Wetterwechsel	❑ Nikotin	❑
❑ Nahrung	❑ Müdigkeit	❑ Lesen	❑

Begleitsymptome

❑ Erbrechen	❑ Übelkeit	❑ Müdigkeit
❑ Gereiztheit	❑ Appetitlosigkeit	❑
❑ Andere	❑ Schwindel	❑

Was hat geholfen?

____

____

____

____

____

____

Zusätzliche Notizen

____

____

____

____

____

____

Datum ____________________

Tag MO DI MI DO FR SA SO

Schmerzbeginn: ____________________

Schmerzende: ____________________

Dauer: ____________________

Wetterbedingung: ____________________

Temperatur: ____________________

Welche Art von Kopfschmerz hast du verspürt?

Migräne | Sinus | Cluster | Spannungs-schmerz | Hinterkopf | CMD

Intensität der Kopfschmerzen: 0 1 2 3 4 5 6 7 8 9 10

Leichte Schmerzen — Starke Schmerzen

Auslöser

- ❑ Helles Licht
- ❑ Hunger
- ❑ Koffein
- ❑ Alkohol
- ❑ Schlafprobleme
- ❑ Nahrung
- ❑ Lärm
- ❑ Stress zuhause
- ❑ Stress Arbeit
- ❑ Gerüche
- ❑ Wetterwechsel
- ❑ Müdigkeit
- ❑ Allergie
- ❑ Infekt
- ❑ Flüssigkeitsmangel
- ❑ Körperl. Belastung
- ❑ Nikotin
- ❑ Lesen
- ❑ Unterzuckerung
- ❑ Medikamente
- ❑ Menstruation
- ❑ Andere
- ❑
- ❑

Begleitsymptome

- ❑ Erbrechen
- ❑ Gereiztheit
- ❑ Andere
- ❑ Übelkeit
- ❑ Appetitlosigkeit
- ❑ Schwindel
- ❑ Müdigkeit
- ❑
- ❑

Was hat geholfen?

____

____

____

____

____

____

Zusätzliche Notizen

____

____

____

____

____

____

Datum ______________

Tag MO DI MI DO FR SA SO

Schmerzbeginn: ______________

Schmerzende: ______________

Dauer: ______________

Wetterbedingung: ______________

Temperatur: ______________

Welche Art von Kopfschmerz hast du verspürt?

Migräne | Sinus | Cluster | Spannungs-schmerz | Hinterkopf | CMD

Intensität der Kopfschmerzen: 0 1 2 3 4 5 6 7 8 9 10

Leichte Schmerzen — Starke Schmerzen

Auslöser

- ❑ Helles Licht
- ❑ Hunger
- ❑ Koffein
- ❑ Alkohol
- ❑ Schlafprobleme
- ❑ Nahrung
- ❑ Lärm
- ❑ Stress zuhause
- ❑ Stress Arbeit
- ❑ Gerüche
- ❑ Wetterwechsel
- ❑ Müdigkeit
- ❑ Allergie
- ❑ Infekt
- ❑ Flüssigkeitsmangel
- ❑ Körperl. Belastung
- ❑ Nikotin
- ❑ Lesen
- ❑ Unterzuckerung
- ❑ Medikamente
- ❑ Menstruation
- ❑ Andere
- ❑
- ❑

Begleitsymptome

- ❑ Erbrechen
- ❑ Gereiztheit
- ❑ Andere
- ❑ Übelkeit
- ❑ Appetitlosigkeit
- ❑ Schwindel
- ❑ Müdigkeit
- ❑
- ❑

Was hat geholfen?

____

____

____

____

____

____

Zusätzliche Notizen

____

____

____

____

____

____

Datum ____________________

Tag MO DI MI DO FR SA SO

Schmerzbeginn: ________________

Schmerzende: ________________

Dauer: ________________

Wetterbedingung: ________________

Temperatur: ________________

Welche Art von Kopfschmerz hast du verspürt?

Migräne | Sinus | Cluster | Spannungs-schmerz | Hinterkopf | CMD

Intensität der Kopfschmerzen: 0 1 2 3 4 5 6 7 8 9 10

Leichte Schmerzen — Starke Schmerzen

Auslöser

- ☐ Helles Licht
- ☐ Hunger
- ☐ Koffein
- ☐ Alkohol
- ☐ Schlafprobleme
- ☐ Nahrung
- ☐ Lärm
- ☐ Stress zuhause
- ☐ Stress Arbeit
- ☐ Gerüche
- ☐ Wetterwechsel
- ☐ Müdigkeit
- ☐ Allergie
- ☐ Infekt
- ☐ Flüssigkeitsmangel
- ☐ Körperl. Belastung
- ☐ Nikotin
- ☐ Lesen
- ☐ Unterzuckerung
- ☐ Medikamente
- ☐ Menstruation
- ☐ Andere
- ☐
- ☐

Begleitsymptome

- ☐ Erbrechen
- ☐ Gereiztheit
- ☐ Andere
- ☐ Übelkeit
- ☐ Appetitlosigkeit
- ☐ Schwindel
- ☐ Müdigkeit
- ☐
- ☐

Was hat geholfen?

Zusätzliche Notizen

Datum ______________________

Tag MO DI MI DO FR SA SO

Schmerzbeginn: ______________

Schmerzende: ______________

Dauer: ______________

Wetterbedingung: ______________

Temperatur: ______________

Welche Art von Kopfschmerz hast du verspürt?

Migräne | Sinus | Cluster | Spannungs-schmerz | Hinterkopf | CMD

Intensität der Kopfschmerzen: 0 1 2 3 4 5 6 7 8 9 10

Leichte Schmerzen — Starke Schmerzen

Auslöser

- ❑ Helles Licht
- ❑ Hunger
- ❑ Koffein
- ❑ Alkohol
- ❑ Schlafprobleme
- ❑ Nahrung
- ❑ Lärm
- ❑ Stress zuhause
- ❑ Stress Arbeit
- ❑ Gerüche
- ❑ Wetterwechsel
- ❑ Müdigkeit
- ❑ Allergie
- ❑ Infekt
- ❑ Flüssigkeitsmangel
- ❑ Körperl. Belastung
- ❑ Nikotin
- ❑ Lesen
- ❑ Unterzuckerung
- ❑ Medikamente
- ❑ Menstruation
- ❑ Andere
- ❑
- ❑

Begleitsymptome

- ❑ Erbrechen
- ❑ Gereiztheit
- ❑ Andere
- ❑ Übelkeit
- ❑ Appetitlosigkeit
- ❑ Schwindel
- ❑ Müdigkeit
- ❑
- ❑

Was hat geholfen?

____

____

____

____

____

____

Zusätzliche Notizen

____

____

____

____

____

____

Datum ______________________

Tag MO DI MI DO FR SA SO

Schmerzbeginn: ______________

Schmerzende: ______________

Dauer: ______________

Wetterbedingung: ______________

Temperatur: ______________

Welche Art von Kopfschmerz hast du verspürt?

Migräne | Sinus | Cluster | Spannungs-schmerz | Hinterkopf | CMD

Intensität der Kopfschmerzen: 0 1 2 3 4 5 6 7 8 9 10

Leichte Schmerzen — Starke Schmerzen

Auslöser

- ☐ Helles Licht
- ☐ Hunger
- ☐ Koffein
- ☐ Alkohol
- ☐ Schlafprobleme
- ☐ Nahrung
- ☐ Lärm
- ☐ Stress zuhause
- ☐ Stress Arbeit
- ☐ Gerüche
- ☐ Wetterwechsel
- ☐ Müdigkeit
- ☐ Allergie
- ☐ Infekt
- ☐ Flüssigkeitsmangel
- ☐ Körperl. Belastung
- ☐ Nikotin
- ☐ Lesen
- ☐ Unterzuckerung
- ☐ Medikamente
- ☐ Menstruation
- ☐ Andere
- ☐
- ☐

Begleitsymptome

- ☐ Erbrechen
- ☐ Gereiztheit
- ☐ Andere
- ☐ Übelkeit
- ☐ Appetitlosigkeit
- ☐ Schwindel
- ☐ Müdigkeit
- ☐
- ☐

Was hat geholfen?

____

____

____

____

____

____

Zusätzliche Notizen

____

____

____

____

____

____

Datum ____________________

Tag MO DI MI DO FR SA SO

Schmerzbeginn: ____________________

Schmerzende: ____________________

Dauer: ____________________

Wetterbedingung: ____________________

Temperatur: ____________________

Welche Art von Kopfschmerz hast du verspürt?

Migräne | Sinus | Cluster | Spannungs-schmerz | Hinterkopf | CMD

Intensität der Kopfschmerzen: 0 1 2 3 4 5 6 7 8 9 10

Leichte Schmerzen Starke Schmerzen

Auslöser

- ❑ Helles Licht
- ❑ Hunger
- ❑ Koffein
- ❑ Alkohol
- ❑ Schlafprobleme
- ❑ Nahrung
- ❑ Lärm
- ❑ Stress zuhause
- ❑ Stress Arbeit
- ❑ Gerüche
- ❑ Wetterwechsel
- ❑ Müdigkeit
- ❑ Allergie
- ❑ Infekt
- ❑ Flüssigkeitsmangel
- ❑ Körperl. Belastung
- ❑ Nikotin
- ❑ Lesen
- ❑ Unterzuckerung
- ❑ Medikamente
- ❑ Menstruation
- ❑ Andere
- ❑
- ❑

Begleitsymptome

- ❑ Erbrechen
- ❑ Gereiztheit
- ❑ Andere
- ❑ Übelkeit
- ❑ Appetitlosigkeit
- ❑ Schwindel
- ❑ Müdigkeit
- ❑
- ❑

Was hat geholfen?

____

____

____

____

____

____

Zusätzliche Notizen

____

____

____

____

____

____

Datum ______________________

Tag MO DI MI DO FR SA SO

Schmerzbeginn: ______________

Schmerzende: ______________

Dauer: ______________

Wetterbedingung: ______________

Temperatur: ______________

Welche Art von Kopfschmerz hast du verspürt?

Migräne | Sinus | Cluster | Spannungs-schmerz | Hinterkopf | CMD

Intensität der Kopfschmerzen: 0 1 2 3 4 5 6 7 8 9 10

Leichte Schmerzen — Starke Schmerzen

Auslöser

- ❑ Helles Licht
- ❑ Hunger
- ❑ Koffein
- ❑ Alkohol
- ❑ Schlafprobleme
- ❑ Nahrung
- ❑ Lärm
- ❑ Stress zuhause
- ❑ Stress Arbeit
- ❑ Gerüche
- ❑ Wetterwechsel
- ❑ Müdigkeit
- ❑ Allergie
- ❑ Infekt
- ❑ Flüssigkeitsmangel
- ❑ Körperl. Belastung
- ❑ Nikotin
- ❑ Lesen
- ❑ Unterzuckerung
- ❑ Medikamente
- ❑ Menstruation
- ❑ Andere
- ❑
- ❑

Begleitsymptome

- ❑ Erbrechen
- ❑ Gereiztheit
- ❑ Andere
- ❑ Übelkeit
- ❑ Appetitlosigkeit
- ❑ Schwindel
- ❑ Müdigkeit
- ❑
- ❑

Was hat geholfen?

____

____

____

____

____

____

Zusätzliche Notizen

____

____

____

____

____

____

Datum ____________________

Tag MO DI MI DO FR SA SO

Schmerzbeginn: ____________________

Schmerzende: ____________________

Dauer: ____________________

☀ Wetterbedingung: ____________________

Temperatur: ____________________

Welche Art von Kopfschmerz hast du verspürt?

Migräne Sinus Cluster Spannungs-schmerz Hinterkopf CMD

Intensität der Kopfschmerzen: 0 1 2 3 4 5 6 7 8 9 10

Leichte Schmerzen Starke Schmerzen

Auslöser

- ❑ Helles Licht
- ❑ Hunger
- ❑ Koffein
- ❑ Alkohol
- ❑ Schlafprobleme
- ❑ Nahrung
- ❑ Lärm
- ❑ Stress zuhause
- ❑ Stress Arbeit
- ❑ Gerüche
- ❑ Wetterwechsel
- ❑ Müdigkeit
- ❑ Allergie
- ❑ Infekt
- ❑ Flüssigkeitsmangel
- ❑ Körperl. Belastung
- ❑ Nikotin
- ❑ Lesen
- ❑ Unterzuckerung
- ❑ Medikamente
- ❑ Menstruation
- ❑ Andere
- ❑
- ❑

Begleitsymptome

- ❑ Erbrechen
- ❑ Gereiztheit
- ❑ Andere
- ❑ Übelkeit
- ❑ Appetitlosigkeit
- ❑ Schwindel
- ❑ Müdigkeit
- ❑
- ❑

Was hat geholfen?

____

____

____

____

____

____

Zusätzliche Notizen

____

____

____

____

____

____

Datum ____________________

Tag MO DI MI DO FR SA SO

Schmerzbeginn: ____________________

Schmerzende: ____________________

Dauer: ____________________

Wetterbedingung: ____________________

Temperatur: ____________________

Welche Art von Kopfschmerz hast du verspürt?

Migräne | Sinus | Cluster | Spannungs-schmerz | Hinterkopf | CMD

Intensität der Kopfschmerzen: 0 1 2 3 4 5 6 7 8 9 10

Leichte Schmerzen — Starke Schmerzen

Auslöser

- ❑ Helles Licht
- ❑ Hunger
- ❑ Koffein
- ❑ Alkohol
- ❑ Schlafprobleme
- ❑ Nahrung
- ❑ Lärm
- ❑ Stress zuhause
- ❑ Stress Arbeit
- ❑ Gerüche
- ❑ Wetterwechsel
- ❑ Müdigkeit
- ❑ Allergie
- ❑ Infekt
- ❑ Flüssigkeitsmangel
- ❑ Körperl. Belastung
- ❑ Nikotin
- ❑ Lesen
- ❑ Unterzuckerung
- ❑ Medikamente
- ❑ Menstruation
- ❑ Andere
- ❑
- ❑

Begleitsymptome

- ❑ Erbrechen
- ❑ Gereiztheit
- ❑ Andere
- ❑ Übelkeit
- ❑ Appetitlosigkeit
- ❑ Schwindel
- ❑ Müdigkeit
- ❑
- ❑

Was hat geholfen?

____

____

____

____

____

____

Zusätzliche Notizen

____

____

____

____

____

____

Datum ______________________

Tag MO DI MI DO FR SA SO

Schmerzbeginn: ______________

Schmerzende: ______________

Dauer: ______________

Wetterbedingung: ______________

Temperatur: ______________

Welche Art von Kopfschmerz hast du verspürt?

Migräne

Sinus

Cluster

Spannungs-schmerz

Hinterkopf

CMD

Intensität der Kopfschmerzen: 0 1 2 3 4 5 6 7 8 9 10

Leichte Schmerzen Starke Schmerzen

Auslöser

- ❑ Helles Licht
- ❑ Hunger
- ❑ Koffein
- ❑ Alkohol
- ❑ Schlafprobleme
- ❑ Nahrung
- ❑ Lärm
- ❑ Stress zuhause
- ❑ Stress Arbeit
- ❑ Gerüche
- ❑ Wetterwechsel
- ❑ Müdigkeit
- ❑ Allergie
- ❑ Infekt
- ❑ Flüssigkeitsmangel
- ❑ Körperl. Belastung
- ❑ Nikotin
- ❑ Lesen
- ❑ Unterzuckerung
- ❑ Medikamente
- ❑ Menstruation
- ❑ Andere
- ❑
- ❑

Begleitsymptome

- ❑ Erbrechen
- ❑ Gereiztheit
- ❑ Andere
- ❑ Übelkeit
- ❑ Appetitlosigkeit
- ❑ Schwindel
- ❑ Müdigkeit
- ❑
- ❑

Was hat geholfen?

____

____

____

____

____

____

Zusätzliche Notizen

____

____

____

____

____

____

Datum ____________________

Tag MO DI MI DO FR SA SO

Schmerzbeginn: ____________________

Schmerzende: ____________________

Dauer: ____________________

Wetterbedingung: ____________________

Temperatur: ____________________

Welche Art von Kopfschmerz hast du verspürt?

Migräne Sinus Cluster Spannungs-schmerz Hinterkopf CMD

Intensität der Kopfschmerzen: 0 1 2 3 4 5 6 7 8 9 10

Leichte Schmerzen Starke Schmerzen

Auslöser

- ❑ Helles Licht
- ❑ Hunger
- ❑ Koffein
- ❑ Alkohol
- ❑ Schlafprobleme
- ❑ Nahrung
- ❑ Lärm
- ❑ Stress zuhause
- ❑ Stress Arbeit
- ❑ Gerüche
- ❑ Wetterwechsel
- ❑ Müdigkeit
- ❑ Allergie
- ❑ Infekt
- ❑ Flüssigkeitsmangel
- ❑ Körperl. Belastung
- ❑ Nikotin
- ❑ Lesen
- ❑ Unterzuckerung
- ❑ Medikamente
- ❑ Menstruation
- ❑ Andere
- ❑
- ❑

Begleitsymptome

- ❑ Erbrechen
- ❑ Gereiztheit
- ❑ Andere
- ❑ Übelkeit
- ❑ Appetitlosigkeit
- ❑ Schwindel
- ❑ Müdigkeit
- ❑
- ❑

Was hat geholfen?

____

____

____

____

____

____

Zusätzliche Notizen

____

____

____

____

____

____

Datum ____________________

Tag MO DI MI DO FR SA SO

Schmerzbeginn: ________________

Schmerzende: ________________

Dauer: ________________

Wetterbedingung: ______________

Temperatur: ______________

Welche Art von Kopfschmerz hast du verspürt?

Migräne | Sinus | Cluster | Spannungs-schmerz | Hinterkopf | CMD

Intensität der Kopfschmerzen: 0 1 2 3 4 5 6 7 8 9 10

Leichte Schmerzen — Starke Schmerzen

Auslöser

- ❑ Helles Licht
- ❑ Hunger
- ❑ Koffein
- ❑ Alkohol
- ❑ Schlafprobleme
- ❑ Nahrung
- ❑ Lärm
- ❑ Stress zuhause
- ❑ Stress Arbeit
- ❑ Gerüche
- ❑ Wetterwechsel
- ❑ Müdigkeit
- ❑ Allergie
- ❑ Infekt
- ❑ Flüssigkeitsmangel
- ❑ Körperl. Belastung
- ❑ Nikotin
- ❑ Lesen
- ❑ Unterzuckerung
- ❑ Medikamente
- ❑ Menstruation
- ❑ Andere
- ❑
- ❑

Begleitsymptome

- ❑ Erbrechen
- ❑ Gereiztheit
- ❑ Andere
- ❑ Übelkeit
- ❑ Appetitlosigkeit
- ❑ Schwindel
- ❑ Müdigkeit
- ❑
- ❑

Was hat geholfen?

____

____

____

____

____

____

Zusätzliche Notizen

____

____

____

____

____

____

Datum ____________________

Tag MO DI MI DO FR SA SO

Schmerzbeginn: ____________________

Schmerzende: ____________________

Dauer: ____________________

Wetterbedingung: ____________________

Temperatur: ____________________

Welche Art von Kopfschmerz hast du verspürt?

Migräne | Sinus | Cluster | Spannungs-schmerz | Hinterkopf | CMD

Intensität der Kopfschmerzen: 0 1 2 3 4 5 6 7 8 9 10

Leichte Schmerzen — Starke Schmerzen

Auslöser

- ❑ Helles Licht
- ❑ Hunger
- ❑ Koffein
- ❑ Alkohol
- ❑ Schlafprobleme
- ❑ Nahrung
- ❑ Lärm
- ❑ Stress zuhause
- ❑ Stress Arbeit
- ❑ Gerüche
- ❑ Wetterwechsel
- ❑ Müdigkeit
- ❑ Allergie
- ❑ Infekt
- ❑ Flüssigkeitsmangel
- ❑ Körperl. Belastung
- ❑ Nikotin
- ❑ Lesen
- ❑ Unterzuckerung
- ❑ Medikamente
- ❑ Menstruation
- ❑ Andere
- ❑
- ❑

Begleitsymptome

- ❑ Erbrechen
- ❑ Gereiztheit
- ❑ Andere
- ❑ Übelkeit
- ❑ Appetitlosigkeit
- ❑ Schwindel
- ❑ Müdigkeit
- ❑
- ❑

Was hat geholfen?

____

Zusätzliche Notizen

____

Datum ____________________

Tag MO DI MI DO FR SA SO

Schmerzbeginn: ____________________

Schmerzende: ____________________

Dauer: ____________________

Wetterbedingung: ____________________

Temperatur: ____________________

Welche Art von Kopfschmerz hast du verspürt?

Migräne | Sinus | Cluster | Spannungs-schmerz | Hinterkopf | CMD

Intensität der Kopfschmerzen: 0 1 2 3 4 5 6 7 8 9 10

Leichte Schmerzen | Starke Schmerzen

Auslöser

- ❑ Helles Licht
- ❑ Hunger
- ❑ Koffein
- ❑ Alkohol
- ❑ Schlafprobleme
- ❑ Nahrung
- ❑ Lärm
- ❑ Stress zuhause
- ❑ Stress Arbeit
- ❑ Gerüche
- ❑ Wetterwechsel
- ❑ Müdigkeit
- ❑ Allergie
- ❑ Infekt
- ❑ Flüssigkeitsmangel
- ❑ Körperl. Belastung
- ❑ Nikotin
- ❑ Lesen
- ❑ Unterzuckerung
- ❑ Medikamente
- ❑ Menstruation
- ❑ Andere
- ❑
- ❑

Begleitsymptome

- ❑ Erbrechen
- ❑ Gereiztheit
- ❑ Andere
- ❑ Übelkeit
- ❑ Appetitlosigkeit
- ❑ Schwindel
- ❑ Müdigkeit
- ❑
- ❑

Was hat geholfen?

____

____

____

____

____

____

Zusätzliche Notizen

____

____

____

____

____

____

Datum ____________________

Tag MO DI MI DO FR SA SO

Schmerzbeginn: ____________________

Schmerzende: ____________________

Dauer: ____________________

Wetterbedingung: ____________________

Temperatur: ____________________

Welche Art von Kopfschmerz hast du verspürt?

Migräne | Sinus | Cluster | Spannungs-schmerz | Hinterkopf | CMD

Intensität der Kopfschmerzen: 0 1 2 3 4 5 6 7 8 9 10

Leichte Schmerzen — Starke Schmerzen

Auslöser

- ☐ Helles Licht
- ☐ Hunger
- ☐ Koffein
- ☐ Alkohol
- ☐ Schlafprobleme
- ☐ Nahrung
- ☐ Lärm
- ☐ Stress zuhause
- ☐ Stress Arbeit
- ☐ Gerüche
- ☐ Wetterwechsel
- ☐ Müdigkeit
- ☐ Allergie
- ☐ Infekt
- ☐ Flüssigkeitsmangel
- ☐ Körperl. Belastung
- ☐ Nikotin
- ☐ Lesen
- ☐ Unterzuckerung
- ☐ Medikamente
- ☐ Menstruation
- ☐ Andere
- ☐
- ☐

Begleitsymptome

- ☐ Erbrechen
- ☐ Gereiztheit
- ☐ Andere
- ☐ Übelkeit
- ☐ Appetitlosigkeit
- ☐ Schwindel
- ☐ Müdigkeit
- ☐
- ☐

Was hat geholfen?

____
____
____
____
____
____

Zusätzliche Notizen

____
____
____
____
____
____

Datum ______________________

Tag MO DI MI DO FR SA SO

Schmerzbeginn: ______________

Schmerzende: ______________

Dauer: ______________

Wetterbedingung: ______________

Temperatur: ______________

Welche Art von Kopfschmerz hast du verspürt?

Migräne | Sinus | Cluster | Spannungs-schmerz | Hinterkopf | CMD

Intensität der Kopfschmerzen: 0 1 2 3 4 5 6 7 8 9 10

Leichte Schmerzen — Starke Schmerzen

Auslöser

❑ Helles Licht	❑ Lärm	❑ Allergie	❑ Unterzuckerung
❑ Hunger	❑ Stress zuhause	❑ Infekt	❑ Medikamente
❑ Koffein	❑ Stress Arbeit	❑ Flüssigkeitsmangel	❑ Menstruation
❑ Alkohol	❑ Gerüche	❑ Körperl. Belastung	❑ Andere
❑ Schlafprobleme	❑ Wetterwechsel	❑ Nikotin	❑
❑ Nahrung	❑ Müdigkeit	❑ Lesen	❑

Begleitsymptome

❑ Erbrechen	❑ Übelkeit	❑ Müdigkeit
❑ Gereiztheit	❑ Appetitlosigkeit	❑
❑ Andere	❑ Schwindel	❑

Was hat geholfen?

____

Zusätzliche Notizen

____

Datum ____________________

Tag MO DI MI DO FR SA SO

Schmerzbeginn: ____________________

Schmerzende: ____________________

Dauer: ____________________

Wetterbedingung: ____________________

Temperatur: ____________________

Welche Art von Kopfschmerz hast du verspürt?

Migräne | Sinus | Cluster | Spannungs-schmerz | Hinterkopf | CMD

Intensität der Kopfschmerzen: 0 1 2 3 4 5 6 7 8 9 10

Leichte Schmerzen — Starke Schmerzen

Auslöser

- ☐ Helles Licht
- ☐ Hunger
- ☐ Koffein
- ☐ Alkohol
- ☐ Schlafprobleme
- ☐ Nahrung
- ☐ Lärm
- ☐ Stress zuhause
- ☐ Stress Arbeit
- ☐ Gerüche
- ☐ Wetterwechsel
- ☐ Müdigkeit
- ☐ Allergie
- ☐ Infekt
- ☐ Flüssigkeitsmangel
- ☐ Körperl. Belastung
- ☐ Nikotin
- ☐ Lesen
- ☐ Unterzuckerung
- ☐ Medikamente
- ☐ Menstruation
- ☐ Andere
- ☐
- ☐

Begleitsymptome

- ☐ Erbrechen
- ☐ Gereiztheit
- ☐ Andere
- ☐ Übelkeit
- ☐ Appetitlosigkeit
- ☐ Schwindel
- ☐ Müdigkeit
- ☐
- ☐

Was hat geholfen?

____

____

____

____

____

____

Zusätzliche Notizen

____

____

____

____

____

____

Datum ____________________

Tag MO DI MI DO FR SA SO

Schmerzbeginn: ________________

Schmerzende: ________________

Dauer: ________________

Wetterbedingung: ______________

Temperatur: ______________

Welche Art von Kopfschmerz hast du verspürt?

Migräne	Sinus	Cluster	Spannungs-schmerz	Hinterkopf	CMD

Intensität der Kopfschmerzen: 0 1 2 3 4 5 6 7 8 9 10

Leichte Schmerzen — Starke Schmerzen

Auslöser

- ❑ Helles Licht
- ❑ Hunger
- ❑ Koffein
- ❑ Alkohol
- ❑ Schlafprobleme
- ❑ Nahrung
- ❑ Lärm
- ❑ Stress zuhause
- ❑ Stress Arbeit
- ❑ Gerüche
- ❑ Wetterwechsel
- ❑ Müdigkeit
- ❑ Allergie
- ❑ Infekt
- ❑ Flüssigkeitsmangel
- ❑ Körperl. Belastung
- ❑ Nikotin
- ❑ Lesen
- ❑ Unterzuckerung
- ❑ Medikamente
- ❑ Menstruation
- ❑ Andere
- ❑
- ❑

Begleitsymptome

- ❑ Erbrechen
- ❑ Gereiztheit
- ❑ Andere
- ❑ Übelkeit
- ❑ Appetitlosigkeit
- ❑ Schwindel
- ❑ Müdigkeit
- ❑
- ❑

Was hat geholfen?

____

____

____

____

____

____

Zusätzliche Notizen

____

____

____

____

____

____

Datum ____________________

Tag MO DI MI DO FR SA SO

Schmerzbeginn: ____________________

Schmerzende: ____________________

Dauer: ____________________

Wetterbedingung: ____________________

Temperatur: ____________________

Welche Art von Kopfschmerz hast du verspürt?

Migräne | Sinus | Cluster | Spannungs-schmerz | Hinterkopf | CMD

Intensität der Kopfschmerzen: 0 1 2 3 4 5 6 7 8 9 10

Leichte Schmerzen — Starke Schmerzen

Auslöser

- ❑ Helles Licht
- ❑ Hunger
- ❑ Koffein
- ❑ Alkohol
- ❑ Schlafprobleme
- ❑ Nahrung
- ❑ Lärm
- ❑ Stress zuhause
- ❑ Stress Arbeit
- ❑ Gerüche
- ❑ Wetterwechsel
- ❑ Müdigkeit
- ❑ Allergie
- ❑ Infekt
- ❑ Flüssigkeitsmangel
- ❑ Körperl. Belastung
- ❑ Nikotin
- ❑ Lesen
- ❑ Unterzuckerung
- ❑ Medikamente
- ❑ Menstruation
- ❑ Andere
- ❑
- ❑

Begleitsymptome

- ❑ Erbrechen
- ❑ Gereiztheit
- ❑ Andere
- ❑ Übelkeit
- ❑ Appetitlosigkeit
- ❑ Schwindel
- ❑ Müdigkeit
- ❑
- ❑

Was hat geholfen?

____
____
____
____
____
____

Zusätzliche Notizen

____
____
____
____
____
____

Datum ____________________

Tag MO DI MI DO FR SA SO

Schmerzbeginn: ____________________

Schmerzende: ____________________

Dauer: ____________________

Wetterbedingung: ____________________

Temperatur: ____________________

Welche Art von Kopfschmerz hast du verspürt?

Migräne | Sinus | Cluster | Spannungs-schmerz | Hinterkopf | CMD

Intensität der Kopfschmerzen: 0 1 2 3 4 5 6 7 8 9 10

Leichte Schmerzen — Starke Schmerzen

Auslöser

❑ Helles Licht	❑ Lärm	❑ Allergie	❑ Unterzuckerung
❑ Hunger	❑ Stress zuhause	❑ Infekt	❑ Medikamente
❑ Koffein	❑ Stress Arbeit	❑ Flüssigkeitsmangel	❑ Menstruation
❑ Alkohol	❑ Gerüche	❑ Körperl. Belastung	❑ Andere
❑ Schlafprobleme	❑ Wetterwechsel	❑ Nikotin	❑
❑ Nahrung	❑ Müdigkeit	❑ Lesen	❑

Begleitsymptome

❑ Erbrechen	❑ Übelkeit	❑ Müdigkeit
❑ Gereiztheit	❑ Appetitlosigkeit	❑
❑ Andere	❑ Schwindel	❑

Was hat geholfen?

____

Zusätzliche Notizen

____

Datum ____________________

Tag MO DI MI DO FR SA SO

Schmerzbeginn: ____________________

Schmerzende: ____________________

Dauer: ____________________

Wetterbedingung: ____________________

Temperatur: ____________________

Welche Art von Kopfschmerz hast du verspürt?

Migräne | Sinus | Cluster | Spannungs-schmerz | Hinterkopf | CMD

Intensität der Kopfschmerzen: 0 1 2 3 4 5 6 7 8 9 10

Leichte Schmerzen — Starke Schmerzen

Auslöser

❑ Helles Licht	❑ Lärm	❑ Allergie	❑ Unterzuckerung
❑ Hunger	❑ Stress zuhause	❑ Infekt	❑ Medikamente
❑ Koffein	❑ Stress Arbeit	❑ Flüssigkeitsmangel	❑ Menstruation
❑ Alkohol	❑ Gerüche	❑ Körperl. Belastung	❑ Andere
❑ Schlafprobleme	❑ Wetterwechsel	❑ Nikotin	❑
❑ Nahrung	❑ Müdigkeit	❑ Lesen	❑

Begleitsymptome

❑ Erbrechen	❑ Übelkeit	❑ Müdigkeit
❑ Gereiztheit	❑ Appetitlosigkeit	❑
❑ Andere	❑ Schwindel	❑

Was hat geholfen?

____

____

____

____

____

____

Zusätzliche Notizen

____

____

____

____

____

____

Datum ____________________

Tag MO DI MI DO FR SA SO

Schmerzbeginn: ____________________

Schmerzende: ____________________

Dauer: ____________________

Wetterbedingung: ____________________

Temperatur: ____________________

Welche Art von Kopfschmerz hast du verspürt?

Migräne Sinus Cluster Spannungs-schmerz Hinterkopf CMD

Intensität der Kopfschmerzen: 0 1 2 3 4 5 6 7 8 9 10

Leichte Schmerzen Starke Schmerzen

Auslöser

❑ Helles Licht	❑ Lärm	❑ Allergie	❑ Unterzuckerung
❑ Hunger	❑ Stress zuhause	❑ Infekt	❑ Medikamente
❑ Koffein	❑ Stress Arbeit	❑ Flüssigkeitsmangel	❑ Menstruation
❑ Alkohol	❑ Gerüche	❑ Körperl. Belastung	❑ Andere
❑ Schlafprobleme	❑ Wetterwechsel	❑ Nikotin	❑
❑ Nahrung	❑ Müdigkeit	❑ Lesen	❑

Begleitsymptome

❑ Erbrechen	❑ Übelkeit	❑ Müdigkeit
❑ Gereiztheit	❑ Appetitlosigkeit	❑
❑ Andere	❑ Schwindel	❑

Was hat geholfen?

____

Zusätzliche Notizen

____

Datum ____________________

Tag MO DI MI DO FR SA SO

Schmerzbeginn: ____________________

Schmerzende: ____________________

Dauer: ____________________

Wetterbedingung: ____________________

Temperatur: ____________________

Welche Art von Kopfschmerz hast du verspürt?

Migräne | Sinus | Cluster | Spannungs-schmerz | Hinterkopf | CMD

Intensität der Kopfschmerzen: 0 1 2 3 4 5 6 7 8 9 10

Leichte Schmerzen | Starke Schmerzen

Auslöser

- ❑ Helles Licht
- ❑ Hunger
- ❑ Koffein
- ❑ Alkohol
- ❑ Schlafprobleme
- ❑ Nahrung
- ❑ Lärm
- ❑ Stress zuhause
- ❑ Stress Arbeit
- ❑ Gerüche
- ❑ Wetterwechsel
- ❑ Müdigkeit
- ❑ Allergie
- ❑ Infekt
- ❑ Flüssigkeitsmangel
- ❑ Körperl. Belastung
- ❑ Nikotin
- ❑ Lesen
- ❑ Unterzuckerung
- ❑ Medikamente
- ❑ Menstruation
- ❑ Andere
- ❑
- ❑

Begleitsymptome

- ❑ Erbrechen
- ❑ Gereiztheit
- ❑ Andere
- ❑ Übelkeit
- ❑ Appetitlosigkeit
- ❑ Schwindel
- ❑ Müdigkeit
- ❑
- ❑

Was hat geholfen?

____

Zusätzliche Notizen

____

Datum ____________________

Tag MO DI MI DO FR SA SO

Schmerzbeginn: ____________________

Schmerzende: ____________________

Dauer: ____________________

Wetterbedingung: ____________________

Temperatur: ____________________

Welche Art von Kopfschmerz hast du verspürt?

Migräne | Sinus | Cluster | Spannungsschmerz | Hinterkopf | CMD

Intensität der Kopfschmerzen: 0 1 2 3 4 5 6 7 8 9 10

Leichte Schmerzen — Starke Schmerzen

Auslöser

- ❑ Helles Licht
- ❑ Hunger
- ❑ Koffein
- ❑ Alkohol
- ❑ Schlafprobleme
- ❑ Nahrung
- ❑ Lärm
- ❑ Stress zuhause
- ❑ Stress Arbeit
- ❑ Gerüche
- ❑ Wetterwechsel
- ❑ Müdigkeit
- ❑ Allergie
- ❑ Infekt
- ❑ Flüssigkeitsmangel
- ❑ Körperl. Belastung
- ❑ Nikotin
- ❑ Lesen
- ❑ Unterzuckerung
- ❑ Medikamente
- ❑ Menstruation
- ❑ Andere
- ❑
- ❑

Begleitsymptome

- ❑ Erbrechen
- ❑ Gereiztheit
- ❑ Andere
- ❑ Übelkeit
- ❑ Appetitlosigkeit
- ❑ Schwindel
- ❑ Müdigkeit
- ❑
- ❑

Was hat geholfen?

____

____

____

____

____

____

Zusätzliche Notizen

____

____

____

____

____

____

Datum ______________

Tag MO DI MI DO FR SA SO

Schmerzbeginn: ______________

Schmerzende: ______________

Dauer: ______________

Wetterbedingung: ______________

Temperatur: ______________

Welche Art von Kopfschmerz hast du verspürt?

Migräne | Sinus | Cluster | Spannungs-schmerz | Hinterkopf | CMD

Intensität der Kopfschmerzen: 0 1 2 3 4 5 6 7 8 9 10

Leichte Schmerzen — Starke Schmerzen

Auslöser

- ❑ Helles Licht
- ❑ Hunger
- ❑ Koffein
- ❑ Alkohol
- ❑ Schlafprobleme
- ❑ Nahrung
- ❑ Lärm
- ❑ Stress zuhause
- ❑ Stress Arbeit
- ❑ Gerüche
- ❑ Wetterwechsel
- ❑ Müdigkeit
- ❑ Allergie
- ❑ Infekt
- ❑ Flüssigkeitsmangel
- ❑ Körperl. Belastung
- ❑ Nikotin
- ❑ Lesen
- ❑ Unterzuckerung
- ❑ Medikamente
- ❑ Menstruation
- ❑ Andere
- ❑
- ❑

Begleitsymptome

- ❑ Erbrechen
- ❑ Gereiztheit
- ❑ Andere
- ❑ Übelkeit
- ❑ Appetitlosigkeit
- ❑ Schwindel
- ❑ Müdigkeit
- ❑
- ❑

Was hat geholfen?

____

____

____

____

____

____

Zusätzliche Notizen

____

____

____

____

____

____

Datum ____________________

Tag MO DI MI DO FR SA SO

Schmerzbeginn: ____________________

Schmerzende: ____________________

Dauer: ____________________

Wetterbedingung: ____________________

Temperatur: ____________________

Welche Art von Kopfschmerz hast du verspürt?

Migräne Sinus Cluster Spannungs-schmerz Hinterkopf CMD

Intensität der Kopfschmerzen: 0 1 2 3 4 5 6 7 8 9 10

Leichte Schmerzen Starke Schmerzen

Auslöser

❑ Helles Licht	❑ Lärm	❑ Allergie	❑ Unterzuckerung
❑ Hunger	❑ Stress zuhause	❑ Infekt	❑ Medikamente
❑ Koffein	❑ Stress Arbeit	❑ Flüssigkeitsmangel	❑ Menstruation
❑ Alkohol	❑ Gerüche	❑ Körperl. Belastung	❑ Andere
❑ Schlafprobleme	❑ Wetterwechsel	❑ Nikotin	❑
❑ Nahrung	❑ Müdigkeit	❑ Lesen	❑

Begleitsymptome

❑ Erbrechen	❑ Übelkeit	❑ Müdigkeit
❑ Gereiztheit	❑ Appetitlosigkeit	❑
❑ Andere	❑ Schwindel	❑

Was hat geholfen?

____

____

____

____

____

____

Zusätzliche Notizen

____

____

____

____

____

____

Datum ______________

Tag MO DI MI DO FR SA SO

Schmerzbeginn: ______________

Schmerzende: ______________

Dauer: ______________

Wetterbedingung: ______________

Temperatur: ______________

Welche Art von Kopfschmerz hast du verspürt?

Migräne | Sinus | Cluster | Spannungs-schmerz | Hinterkopf | CMD

Intensität der Kopfschmerzen: 0 1 2 3 4 5 6 7 8 9 10

Leichte Schmerzen — Starke Schmerzen

Auslöser

❑ Helles Licht	❑ Lärm	❑ Allergie	❑ Unterzuckerung
❑ Hunger	❑ Stress zuhause	❑ Infekt	❑ Medikamente
❑ Koffein	❑ Stress Arbeit	❑ Flüssigkeitsmangel	❑ Menstruation
❑ Alkohol	❑ Gerüche	❑ Körperl. Belastung	❑ Andere
❑ Schlafprobleme	❑ Wetterwechsel	❑ Nikotin	❑
❑ Nahrung	❑ Müdigkeit	❑ Lesen	❑

Begleitsymptome

❑ Erbrechen	❑ Übelkeit	❑ Müdigkeit
❑ Gereiztheit	❑ Appetitlosigkeit	❑
❑ Andere	❑ Schwindel	❑

Was hat geholfen?

____

____

____

____

____

____

Zusätzliche Notizen

____

____

____

____

____

____

Datum ______________

Tag MO DI MI DO FR SA SO

Schmerzbeginn: ______________

Schmerzende: ______________

Dauer: ______________

Wetterbedingung: ______________

Temperatur: ______________

Welche Art von Kopfschmerz hast du verspürt?

Migräne | Sinus | Cluster | Spannungs-schmerz | Hinterkopf | CMD

Intensität der Kopfschmerzen: 0 1 2 3 4 5 6 7 8 9 10

Leichte Schmerzen — Starke Schmerzen

Auslöser

- ❑ Helles Licht
- ❑ Hunger
- ❑ Koffein
- ❑ Alkohol
- ❑ Schlafprobleme
- ❑ Nahrung
- ❑ Lärm
- ❑ Stress zuhause
- ❑ Stress Arbeit
- ❑ Gerüche
- ❑ Wetterwechsel
- ❑ Müdigkeit
- ❑ Allergie
- ❑ Infekt
- ❑ Flüssigkeitsmangel
- ❑ Körperl. Belastung
- ❑ Nikotin
- ❑ Lesen
- ❑ Unterzuckerung
- ❑ Medikamente
- ❑ Menstruation
- ❑ Andere
- ❑
- ❑

Begleitsymptome

- ❑ Erbrechen
- ❑ Gereiztheit
- ❑ Andere
- ❑ Übelkeit
- ❑ Appetitlosigkeit
- ❑ Schwindel
- ❑ Müdigkeit
- ❑
- ❑

Was hat geholfen?

____

Zusätzliche Notizen

____

Datum ____________________

Tag MO DI MI DO FR SA SO

Schmerzbeginn: ____________________

Schmerzende: ____________________

Dauer: ____________________

Wetterbedingung: ________________

Temperatur: ________________

Welche Art von Kopfschmerz hast du verspürt?

Migräne — Sinus — Cluster — Spannungs-schmerz — Hinterkopf — CMD

Intensität der Kopfschmerzen: 0 1 2 3 4 5 6 7 8 9 10

Leichte Schmerzen — Starke Schmerzen

Auslöser

❑ Helles Licht	❑ Lärm	❑ Allergie	❑ Unterzuckerung
❑ Hunger	❑ Stress zuhause	❑ Infekt	❑ Medikamente
❑ Koffein	❑ Stress Arbeit	❑ Flüssigkeitsmangel	❑ Menstruation
❑ Alkohol	❑ Gerüche	❑ Körperl. Belastung	❑ Andere
❑ Schlafprobleme	❑ Wetterwechsel	❑ Nikotin	❑
❑ Nahrung	❑ Müdigkeit	❑ Lesen	❑

Begleitsymptome

❑ Erbrechen	❑ Übelkeit	❑ Müdigkeit
❑ Gereiztheit	❑ Appetitlosigkeit	❑
❑ Andere	❑ Schwindel	❑

Was hat geholfen?

____
____
____
____
____
____

Zusätzliche Notizen

____
____
____
____
____
____

Datum ____________________

Tag MO DI MI DO FR SA SO

Schmerzbeginn: ____________________

Schmerzende: ____________________

Dauer: ____________________

Wetterbedingung: ________________

Temperatur: ________________

Welche Art von Kopfschmerz hast du verspürt?

Migräne | Sinus | Cluster | Spannungs-schmerz | Hinterkopf | CMD

Intensität der Kopfschmerzen: 0 1 2 3 4 5 6 7 8 9 10

Leichte Schmerzen — Starke Schmerzen

Auslöser

- ❑ Helles Licht
- ❑ Hunger
- ❑ Koffein
- ❑ Alkohol
- ❑ Schlafprobleme
- ❑ Nahrung
- ❑ Lärm
- ❑ Stress zuhause
- ❑ Stress Arbeit
- ❑ Gerüche
- ❑ Wetterwechsel
- ❑ Müdigkeit
- ❑ Allergie
- ❑ Infekt
- ❑ Flüssigkeitsmangel
- ❑ Körperl. Belastung
- ❑ Nikotin
- ❑ Lesen
- ❑ Unterzuckerung
- ❑ Medikamente
- ❑ Menstruation
- ❑ Andere
- ❑
- ❑

Begleitsymptome

- ❑ Erbrechen
- ❑ Gereiztheit
- ❑ Andere
- ❑ Übelkeit
- ❑ Appetitlosigkeit
- ❑ Schwindel
- ❑ Müdigkeit
- ❑
- ❑

Was hat geholfen?

____

____

____

____

____

____

Zusätzliche Notizen

____

____

____

____

____

____

Datum ____________________

Tag MO DI MI DO FR SA SO

Schmerzbeginn: ____________________

Schmerzende: ____________________

Dauer: ____________________

Wetterbedingung: ____________________

Temperatur: ____________________

Welche Art von Kopfschmerz hast du verspürt?

Migräne | Sinus | Cluster | Spannungs-schmerz | Hinterkopf | CMD

Intensität der Kopfschmerzen: 0 1 2 3 4 5 6 7 8 9 10

Leichte Schmerzen — Starke Schmerzen

Auslöser

- ❑ Helles Licht
- ❑ Hunger
- ❑ Koffein
- ❑ Alkohol
- ❑ Schlafprobleme
- ❑ Nahrung
- ❑ Lärm
- ❑ Stress zuhause
- ❑ Stress Arbeit
- ❑ Gerüche
- ❑ Wetterwechsel
- ❑ Müdigkeit
- ❑ Allergie
- ❑ Infekt
- ❑ Flüssigkeitsmangel
- ❑ Körperl. Belastung
- ❑ Nikotin
- ❑ Lesen
- ❑ Unterzuckerung
- ❑ Medikamente
- ❑ Menstruation
- ❑ Andere
- ❑
- ❑

Begleitsymptome

- ❑ Erbrechen
- ❑ Gereiztheit
- ❑ Andere
- ❑ Übelkeit
- ❑ Appetitlosigkeit
- ❑ Schwindel
- ❑ Müdigkeit
- ❑
- ❑

Was hat geholfen?

____

____

____

____

____

____

Zusätzliche Notizen

____

____

____

____

____

____

Datum ____________________

Tag MO DI MI DO FR SA SO

Schmerzbeginn: ____________________

Schmerzende: ____________________

Dauer: ____________________

Wetterbedingung: ____________________

Temperatur: ____________________

Welche Art von Kopfschmerz hast du verspürt?

Migräne | Sinus | Cluster | Spannungs-schmerz | Hinterkopf | CMD

Intensität der Kopfschmerzen: 0 1 2 3 4 5 6 7 8 9 10

Leichte Schmerzen — Starke Schmerzen

Auslöser

❑ Helles Licht	❑ Lärm	❑ Allergie	❑ Unterzuckerung
❑ Hunger	❑ Stress zuhause	❑ Infekt	❑ Medikamente
❑ Koffein	❑ Stress Arbeit	❑ Flüssigkeitsmangel	❑ Menstruation
❑ Alkohol	❑ Gerüche	❑ Körperl. Belastung	❑ Andere
❑ Schlafprobleme	❑ Wetterwechsel	❑ Nikotin	❑
❑ Nahrung	❑ Müdigkeit	❑ Lesen	❑

Begleitsymptome

❑ Erbrechen	❑ Übelkeit	❑ Müdigkeit
❑ Gereiztheit	❑ Appetitlosigkeit	❑
❑ Andere	❑ Schwindel	❑

Was hat geholfen?

____

Zusätzliche Notizen

____

Datum ____________

Tag MO DI MI DO FR SA SO

Schmerzbeginn: ____________

Schmerzende: ____________

Dauer: ____________

Wetterbedingung: ____________

Temperatur: ____________

Welche Art von Kopfschmerz hast du verspürt?

Migräne | Sinus | Cluster | Spannungs-schmerz | Hinterkopf | CMD

Intensität der Kopfschmerzen: 0 1 2 3 4 5 6 7 8 9 10

Leichte Schmerzen — Starke Schmerzen

Auslöser

- ❑ Helles Licht
- ❑ Hunger
- ❑ Koffein
- ❑ Alkohol
- ❑ Schlafprobleme
- ❑ Nahrung
- ❑ Lärm
- ❑ Stress zuhause
- ❑ Stress Arbeit
- ❑ Gerüche
- ❑ Wetterwechsel
- ❑ Müdigkeit
- ❑ Allergie
- ❑ Infekt
- ❑ Flüssigkeitsmangel
- ❑ Körperl. Belastung
- ❑ Nikotin
- ❑ Lesen
- ❑ Unterzuckerung
- ❑ Medikamente
- ❑ Menstruation
- ❑ Andere
- ❑
- ❑

Begleitsymptome

- ❑ Erbrechen
- ❑ Gereiztheit
- ❑ Andere
- ❑ Übelkeit
- ❑ Appetitlosigkeit
- ❑ Schwindel
- ❑ Müdigkeit
- ❑
- ❑

Was hat geholfen?

____

Zusätzliche Notizen

____

Datum ____________________

Tag MO DI MI DO FR SA SO

Schmerzbeginn: ____________________

Schmerzende: ____________________

Dauer: ____________________

Wetterbedingung: ____________________

Temperatur: ____________________

Welche Art von Kopfschmerz hast du verspürt?

Migräne

Sinus

Cluster

Spannungs-schmerz

Hinterkopf

CMD

Intensität der Kopfschmerzen: 0 1 2 3 4 5 6 7 8 9 10

Leichte Schmerzen Starke Schmerzen

Auslöser

- ❑ Helles Licht
- ❑ Hunger
- ❑ Koffein
- ❑ Alkohol
- ❑ Schlafprobleme
- ❑ Nahrung
- ❑ Lärm
- ❑ Stress zuhause
- ❑ Stress Arbeit
- ❑ Gerüche
- ❑ Wetterwechsel
- ❑ Müdigkeit
- ❑ Allergie
- ❑ Infekt
- ❑ Flüssigkeitsmangel
- ❑ Körperl. Belastung
- ❑ Nikotin
- ❑ Lesen
- ❑ Unterzuckerung
- ❑ Medikamente
- ❑ Menstruation
- ❑ Andere
- ❑
- ❑

Begleitsymptome

- ❑ Erbrechen
- ❑ Gereiztheit
- ❑ Andere
- ❑ Übelkeit
- ❑ Appetitlosigkeit
- ❑ Schwindel
- ❑ Müdigkeit
- ❑
- ❑

Was hat geholfen?

____

____

____

____

____

____

Zusätzliche Notizen

____

____

____

____

____

____

Datum ______________________

Tag MO DI MI DO FR SA SO

Schmerzbeginn: ______________

Schmerzende: ______________

Dauer: ______________

Wetterbedingung: ______________

Temperatur: ______________

Welche Art von Kopfschmerz hast du verspürt?

Migräne | Sinus | Cluster | Spannungs-schmerz | Hinterkopf | CMD

Intensität der Kopfschmerzen: 0 1 2 3 4 5 6 7 8 9 10

Leichte Schmerzen — Starke Schmerzen

Auslöser

- ❑ Helles Licht
- ❑ Hunger
- ❑ Koffein
- ❑ Alkohol
- ❑ Schlafprobleme
- ❑ Nahrung
- ❑ Lärm
- ❑ Stress zuhause
- ❑ Stress Arbeit
- ❑ Gerüche
- ❑ Wetterwechsel
- ❑ Müdigkeit
- ❑ Allergie
- ❑ Infekt
- ❑ Flüssigkeitsmangel
- ❑ Körperl. Belastung
- ❑ Nikotin
- ❑ Lesen
- ❑ Unterzuckerung
- ❑ Medikamente
- ❑ Menstruation
- ❑ Andere
- ❑
- ❑

Begleitsymptome

- ❑ Erbrechen
- ❑ Gereiztheit
- ❑ Andere
- ❑ Übelkeit
- ❑ Appetitlosigkeit
- ❑ Schwindel
- ❑ Müdigkeit
- ❑
- ❑

Was hat geholfen?

____

____

____

____

____

____

Zusätzliche Notizen

____

____

____

____

____

____

Datum ____________________

Tag MO DI MI DO FR SA SO

Schmerzbeginn: ____________________

Schmerzende: ____________________

Dauer: ____________________

Wetterbedingung: ____________________

Temperatur: ____________________

Welche Art von Kopfschmerz hast du verspürt?

Migräne | Sinus | Cluster | Spannungs-schmerz | Hinterkopf | CMD

Intensität der Kopfschmerzen: 0 1 2 3 4 5 6 7 8 9 10

Leichte Schmerzen | Starke Schmerzen

Auslöser

- ❑ Helles Licht
- ❑ Hunger
- ❑ Koffein
- ❑ Alkohol
- ❑ Schlafprobleme
- ❑ Nahrung
- ❑ Lärm
- ❑ Stress zuhause
- ❑ Stress Arbeit
- ❑ Gerüche
- ❑ Wetterwechsel
- ❑ Müdigkeit
- ❑ Allergie
- ❑ Infekt
- ❑ Flüssigkeitsmangel
- ❑ Körperl. Belastung
- ❑ Nikotin
- ❑ Lesen
- ❑ Unterzuckerung
- ❑ Medikamente
- ❑ Menstruation
- ❑ Andere
- ❑
- ❑

Begleitsymptome

- ❑ Erbrechen
- ❑ Gereiztheit
- ❑ Andere
- ❑ Übelkeit
- ❑ Appetitlosigkeit
- ❑ Schwindel
- ❑ Müdigkeit
- ❑
- ❑

Was hat geholfen?

____

____

____

____

____

____

Zusätzliche Notizen

____

____

____

____

____

____

Datum ______________

Tag MO DI MI DO FR SA SO

Schmerzbeginn: ______________

Schmerzende: ______________

Dauer: ______________

Wetterbedingung: ______________

Temperatur: ______________

Welche Art von Kopfschmerz hast du verspürt?

Migräne | Sinus | Cluster | Spannungs-schmerz | Hinterkopf | CMD

Intensität der Kopfschmerzen: 0 1 2 3 4 5 6 7 8 9 10

Leichte Schmerzen — Starke Schmerzen

Auslöser

❑ Helles Licht	❑ Lärm	❑ Allergie	❑ Unterzuckerung
❑ Hunger	❑ Stress zuhause	❑ Infekt	❑ Medikamente
❑ Koffein	❑ Stress Arbeit	❑ Flüssigkeitsmangel	❑ Menstruation
❑ Alkohol	❑ Gerüche	❑ Körperl. Belastung	❑ Andere
❑ Schlafprobleme	❑ Wetterwechsel	❑ Nikotin	❑
❑ Nahrung	❑ Müdigkeit	❑ Lesen	❑

Begleitsymptome

❑ Erbrechen	❑ Übelkeit	❑ Müdigkeit
❑ Gereiztheit	❑ Appetitlosigkeit	❑
❑ Andere	❑ Schwindel	❑

Was hat geholfen?

____

____

____

____

____

____

Zusätzliche Notizen

____

____

____

____

____

____

Datum ____________________

Tag MO DI MI DO FR SA SO

Schmerzbeginn: ________________

Schmerzende: ________________

Dauer: ________________

Wetterbedingung: ______________

Temperatur: ______________

Welche Art von Kopfschmerz hast du verspürt?

Migräne | Sinus | Cluster | Spannungs-schmerz | Hinterkopf | CMD

Intensität der Kopfschmerzen: 0 1 2 3 4 5 6 7 8 9 10

Leichte Schmerzen — Starke Schmerzen

Auslöser

- ❑ Helles Licht
- ❑ Hunger
- ❑ Koffein
- ❑ Alkohol
- ❑ Schlafprobleme
- ❑ Nahrung
- ❑ Lärm
- ❑ Stress zuhause
- ❑ Stress Arbeit
- ❑ Gerüche
- ❑ Wetterwechsel
- ❑ Müdigkeit
- ❑ Allergie
- ❑ Infekt
- ❑ Flüssigkeitsmangel
- ❑ Körperl. Belastung
- ❑ Nikotin
- ❑ Lesen
- ❑ Unterzuckerung
- ❑ Medikamente
- ❑ Menstruation
- ❑ Andere
- ❑
- ❑

Begleitsymptome

- ❑ Erbrechen
- ❑ Gereiztheit
- ❑ Andere
- ❑ Übelkeit
- ❑ Appetitlosigkeit
- ❑ Schwindel
- ❑ Müdigkeit
- ❑
- ❑

Was hat geholfen?

____

____

____

____

____

____

Zusätzliche Notizen

____

____

____

____

____

____

Datum ______________

Tag MO DI MI DO FR SA SO

Schmerzbeginn: ______________

Schmerzende: ______________

Dauer: ______________

Wetterbedingung: ______________

Temperatur: ______________

Welche Art von Kopfschmerz hast du verspürt?

Migräne | Sinus | Cluster | Spannungs-schmerz | Hinterkopf | CMD

Intensität der Kopfschmerzen: 0 1 2 3 4 5 6 7 8 9 10

Leichte Schmerzen — Starke Schmerzen

Auslöser

- ❑ Helles Licht
- ❑ Hunger
- ❑ Koffein
- ❑ Alkohol
- ❑ Schlafprobleme
- ❑ Nahrung
- ❑ Lärm
- ❑ Stress zuhause
- ❑ Stress Arbeit
- ❑ Gerüche
- ❑ Wetterwechsel
- ❑ Müdigkeit
- ❑ Allergie
- ❑ Infekt
- ❑ Flüssigkeitsmangel
- ❑ Körperl. Belastung
- ❑ Nikotin
- ❑ Lesen
- ❑ Unterzuckerung
- ❑ Medikamente
- ❑ Menstruation
- ❑ Andere
- ❑
- ❑

Begleitsymptome

- ❑ Erbrechen
- ❑ Gereiztheit
- ❑ Andere
- ❑ Übelkeit
- ❑ Appetitlosigkeit
- ❑ Schwindel
- ❑ Müdigkeit
- ❑
- ❑

Was hat geholfen?

____

Zusätzliche Notizen

____

Datum ______________________

Tag MO DI MI DO FR SA SO

Schmerzbeginn: ______________

Schmerzende: ______________

Dauer: ______________

Wetterbedingung: ______________

Temperatur: ______________

Welche Art von Kopfschmerz hast du verspürt?

Migräne | Sinus | Cluster | Spannungs-schmerz | Hinterkopf | CMD

Intensität der Kopfschmerzen: 0 1 2 3 4 5 6 7 8 9 10

Leichte Schmerzen — Starke Schmerzen

Auslöser

- ☐ Helles Licht
- ☐ Hunger
- ☐ Koffein
- ☐ Alkohol
- ☐ Schlafprobleme
- ☐ Nahrung
- ☐ Lärm
- ☐ Stress zuhause
- ☐ Stress Arbeit
- ☐ Gerüche
- ☐ Wetterwechsel
- ☐ Müdigkeit
- ☐ Allergie
- ☐ Infekt
- ☐ Flüssigkeitsmangel
- ☐ Körperl. Belastung
- ☐ Nikotin
- ☐ Lesen
- ☐ Unterzuckerung
- ☐ Medikamente
- ☐ Menstruation
- ☐ Andere
- ☐
- ☐

Begleitsymptome

- ☐ Erbrechen
- ☐ Gereiztheit
- ☐ Andere
- ☐ Übelkeit
- ☐ Appetitlosigkeit
- ☐ Schwindel
- ☐ Müdigkeit
- ☐
- ☐

Was hat geholfen?

____

____

____

____

____

____

Zusätzliche Notizen

____

____

____

____

____

____

Datum ____________________

Tag MO DI MI DO FR SA SO

Schmerzbeginn: ____________________

Schmerzende: ____________________

Dauer: ____________________

Wetterbedingung: ____________________

Temperatur: ____________________

Welche Art von Kopfschmerz hast du verspürt?

Migräne

Sinus

Cluster

Spannungs-schmerz

Hinterkopf

CMD

Intensität der Kopfschmerzen: 0 1 2 3 4 5 6 7 8 9 10

Leichte Schmerzen Starke Schmerzen

Auslöser

- ☐ Helles Licht
- ☐ Hunger
- ☐ Koffein
- ☐ Alkohol
- ☐ Schlafprobleme
- ☐ Nahrung
- ☐ Lärm
- ☐ Stress zuhause
- ☐ Stress Arbeit
- ☐ Gerüche
- ☐ Wetterwechsel
- ☐ Müdigkeit
- ☐ Allergie
- ☐ Infekt
- ☐ Flüssigkeitsmangel
- ☐ Körperl. Belastung
- ☐ Nikotin
- ☐ Lesen
- ☐ Unterzuckerung
- ☐ Medikamente
- ☐ Menstruation
- ☐ Andere
- ☐
- ☐

Begleitsymptome

- ☐ Erbrechen
- ☐ Gereiztheit
- ☐ Andere
- ☐ Übelkeit
- ☐ Appetitlosigkeit
- ☐ Schwindel
- ☐ Müdigkeit
- ☐
- ☐

Was hat geholfen?

____

____

____

____

____

____

Zusätzliche Notizen

____

____

____

____

____

____

Datum ____________________

Tag MO DI MI DO FR SA SO

Schmerzbeginn: ____________________

Schmerzende: ____________________

Dauer: ____________________

Wetterbedingung: ____________________

Temperatur: ____________________

Welche Art von Kopfschmerz hast du verspürt?

Migräne | Sinus | Cluster | Spannungs-schmerz | Hinterkopf | CMD

Intensität der Kopfschmerzen: 0 1 2 3 4 5 6 7 8 9 10

Leichte Schmerzen | Starke Schmerzen

Auslöser

- ❑ Helles Licht
- ❑ Hunger
- ❑ Koffein
- ❑ Alkohol
- ❑ Schlafprobleme
- ❑ Nahrung
- ❑ Lärm
- ❑ Stress zuhause
- ❑ Stress Arbeit
- ❑ Gerüche
- ❑ Wetterwechsel
- ❑ Müdigkeit
- ❑ Allergie
- ❑ Infekt
- ❑ Flüssigkeitsmangel
- ❑ Körperl. Belastung
- ❑ Nikotin
- ❑ Lesen
- ❑ Unterzuckerung
- ❑ Medikamente
- ❑ Menstruation
- ❑ Andere
- ❑
- ❑

Begleitsymptome

- ❑ Erbrechen
- ❑ Gereiztheit
- ❑ Andere
- ❑ Übelkeit
- ❑ Appetitlosigkeit
- ❑ Schwindel
- ❑ Müdigkeit
- ❑
- ❑

Was hat geholfen?

____

____

____

____

____

____

Zusätzliche Notizen

____

____

____

____

____

____

Datum ____________________

Tag MO DI MI DO FR SA SO

Schmerzbeginn: ____________________

Schmerzende: ____________________

Dauer: ____________________

Wetterbedingung: ____________________

Temperatur: ____________________

Welche Art von Kopfschmerz hast du verspürt?

Migräne | Sinus | Cluster | Spannungs-schmerz | Hinterkopf | CMD

Intensität der Kopfschmerzen: 0 1 2 3 4 5 6 7 8 9 10

Leichte Schmerzen — Starke Schmerzen

Auslöser

- ❑ Helles Licht
- ❑ Hunger
- ❑ Koffein
- ❑ Alkohol
- ❑ Schlafprobleme
- ❑ Nahrung
- ❑ Lärm
- ❑ Stress zuhause
- ❑ Stress Arbeit
- ❑ Gerüche
- ❑ Wetterwechsel
- ❑ Müdigkeit
- ❑ Allergie
- ❑ Infekt
- ❑ Flüssigkeitsmangel
- ❑ Körperl. Belastung
- ❑ Nikotin
- ❑ Lesen
- ❑ Unterzuckerung
- ❑ Medikamente
- ❑ Menstruation
- ❑ Andere
- ❑
- ❑

Begleitsymptome

- ❑ Erbrechen
- ❑ Gereiztheit
- ❑ Andere
- ❑ Übelkeit
- ❑ Appetitlosigkeit
- ❑ Schwindel
- ❑ Müdigkeit
- ❑
- ❑

Was hat geholfen?

____

____

____

____

____

____

Zusätzliche Notizen

____

____

____

____

____

____

Datum ____________________

Tag MO DI MI DO FR SA SO

Schmerzbeginn: ____________________

Schmerzende: ____________________

Dauer: ____________________

Wetterbedingung: ____________________

Temperatur: ____________________

Welche Art von Kopfschmerz hast du verspürt?

Migräne | Sinus | Cluster | Spannungs-schmerz | Hinterkopf | CMD

Intensität der Kopfschmerzen: 0 1 2 3 4 5 6 7 8 9 10

Leichte Schmerzen — Starke Schmerzen

Auslöser

- ❑ Helles Licht
- ❑ Hunger
- ❑ Koffein
- ❑ Alkohol
- ❑ Schlafprobleme
- ❑ Nahrung
- ❑ Lärm
- ❑ Stress zuhause
- ❑ Stress Arbeit
- ❑ Gerüche
- ❑ Wetterwechsel
- ❑ Müdigkeit
- ❑ Allergie
- ❑ Infekt
- ❑ Flüssigkeitsmangel
- ❑ Körperl. Belastung
- ❑ Nikotin
- ❑ Lesen
- ❑ Unterzuckerung
- ❑ Medikamente
- ❑ Menstruation
- ❑ Andere
- ❑
- ❑

Begleitsymptome

- ❑ Erbrechen
- ❑ Gereiztheit
- ❑ Andere
- ❑ Übelkeit
- ❑ Appetitlosigkeit
- ❑ Schwindel
- ❑ Müdigkeit
- ❑
- ❑

Was hat geholfen?

____

____

____

____

____

____

Zusätzliche Notizen

____

____

____

____

____

____

Datum ______________________

Tag MO DI MI DO FR SA SO

Schmerzbeginn: ______________________

Schmerzende: ______________________

Dauer: ______________________

Wetterbedingung: ______________________

Temperatur: ______________________

Welche Art von Kopfschmerz hast du verspürt?

Migräne | Sinus | Cluster | Spannungs-schmerz | Hinterkopf | CMD

Intensität der Kopfschmerzen: 0 1 2 3 4 5 6 7 8 9 10

Leichte Schmerzen — Starke Schmerzen

Auslöser

- ❑ Helles Licht
- ❑ Hunger
- ❑ Koffein
- ❑ Alkohol
- ❑ Schlafprobleme
- ❑ Nahrung
- ❑ Lärm
- ❑ Stress zuhause
- ❑ Stress Arbeit
- ❑ Gerüche
- ❑ Wetterwechsel
- ❑ Müdigkeit
- ❑ Allergie
- ❑ Infekt
- ❑ Flüssigkeitsmangel
- ❑ Körperl. Belastung
- ❑ Nikotin
- ❑ Lesen
- ❑ Unterzuckerung
- ❑ Medikamente
- ❑ Menstruation
- ❑ Andere
- ❑
- ❑

Begleitsymptome

- ❑ Erbrechen
- ❑ Gereiztheit
- ❑ Andere
- ❑ Übelkeit
- ❑ Appetitlosigkeit
- ❑ Schwindel
- ❑ Müdigkeit
- ❑
- ❑

Was hat geholfen?

____

____

____

____

____

____

Zusätzliche Notizen

____

____

____

____

____

____

Datum ____________________

Tag MO DI MI DO FR SA SO

Schmerzbeginn: ____________________

Schmerzende: ____________________

Dauer: ____________________

Wetterbedingung: ____________________

Temperatur: ____________________

Welche Art von Kopfschmerz hast du verspürt?

Migräne | Sinus | Cluster | Spannungs-schmerz | Hinterkopf | CMD

Intensität der Kopfschmerzen: 0 1 2 3 4 5 6 7 8 9 10

Leichte Schmerzen — Starke Schmerzen

Auslöser

❑ Helles Licht	❑ Lärm	❑ Allergie	❑ Unterzuckerung
❑ Hunger	❑ Stress zuhause	❑ Infekt	❑ Medikamente
❑ Koffein	❑ Stress Arbeit	❑ Flüssigkeitsmangel	❑ Menstruation
❑ Alkohol	❑ Gerüche	❑ Körperl. Belastung	❑ Andere
❑ Schlafprobleme	❑ Wetterwechsel	❑ Nikotin	❑
❑ Nahrung	❑ Müdigkeit	❑ Lesen	❑

Begleitsymptome

❑ Erbrechen	❑ Übelkeit	❑ Müdigkeit
❑ Gereiztheit	❑ Appetitlosigkeit	❑
❑ Andere	❑ Schwindel	❑

Was hat geholfen?

____

Zusätzliche Notizen

____

Datum ______________________

Tag MO DI MI DO FR SA SO

Schmerzbeginn: ____________________

Schmerzende: ____________________

Dauer: ____________________

Wetterbedingung: ____________________

Temperatur: ____________________

Welche Art von Kopfschmerz hast du verspürt?

Migräne Sinus Cluster Spannungs-schmerz Hinterkopf CMD

Intensität der Kopfschmerzen: 0 1 2 3 4 5 6 7 8 9 10

Leichte Schmerzen Starke Schmerzen

Auslöser

- ❑ Helles Licht
- ❑ Hunger
- ❑ Koffein
- ❑ Alkohol
- ❑ Schlafprobleme
- ❑ Nahrung
- ❑ Lärm
- ❑ Stress zuhause
- ❑ Stress Arbeit
- ❑ Gerüche
- ❑ Wetterwechsel
- ❑ Müdigkeit
- ❑ Allergie
- ❑ Infekt
- ❑ Flüssigkeitsmangel
- ❑ Körperl. Belastung
- ❑ Nikotin
- ❑ Lesen
- ❑ Unterzuckerung
- ❑ Medikamente
- ❑ Menstruation
- ❑ Andere
- ❑
- ❑

Begleitsymptome

- ❑ Erbrechen
- ❑ Gereiztheit
- ❑ Andere
- ❑ Übelkeit
- ❑ Appetitlosigkeit
- ❑ Schwindel
- ❑ Müdigkeit
- ❑
- ❑

Was hat geholfen?

____

____

____

____

____

____

Zusätzliche Notizen

____

____

____

____

____

____

Datum ______________

Tag MO DI MI DO FR SA SO

Schmerzbeginn: ______________

Schmerzende: ______________

Dauer: ______________

Wetterbedingung: ______________

Temperatur: ______________

Welche Art von Kopfschmerz hast du verspürt?

Migräne   Sinus   Cluster   Spannungs-schmerz   Hinterkopf   CMD

Intensität der Kopfschmerzen: 0 1 2 3 4 5 6 7 8 9 10

Leichte Schmerzen   Starke Schmerzen

Auslöser

- ❑ Helles Licht
- ❑ Hunger
- ❑ Koffein
- ❑ Alkohol
- ❑ Schlafprobleme
- ❑ Nahrung
- ❑ Lärm
- ❑ Stress zuhause
- ❑ Stress Arbeit
- ❑ Gerüche
- ❑ Wetterwechsel
- ❑ Müdigkeit
- ❑ Allergie
- ❑ Infekt
- ❑ Flüssigkeitsmangel
- ❑ Körperl. Belastung
- ❑ Nikotin
- ❑ Lesen
- ❑ Unterzuckerung
- ❑ Medikamente
- ❑ Menstruation
- ❑ Andere
- ❑
- ❑

Begleitsymptome

- ❑ Erbrechen
- ❑ Gereiztheit
- ❑ Andere
- ❑ Übelkeit
- ❑ Appetitlosigkeit
- ❑ Schwindel
- ❑ Müdigkeit
- ❑
- ❑

Was hat geholfen?

____

____

____

____

____

____

Zusätzliche Notizen

____

____

____

____

____

____

Datum ______________________

Tag MO DI MI DO FR SA SO

Schmerzbeginn: ______________________

Schmerzende: ______________________

Dauer: ______________________

Wetterbedingung: ______________________

Temperatur: ______________________

Welche Art von Kopfschmerz hast du verspürt?

Migräne | Sinus | Cluster | Spannungs- schmerz | Hinterkopf | CMD

Intensität der Kopfschmerzen: 0 1 2 3 4 5 6 7 8 9 10

Leichte Schmerzen — Starke Schmerzen

Auslöser

- ❑ Helles Licht
- ❑ Hunger
- ❑ Koffein
- ❑ Alkohol
- ❑ Schlafprobleme
- ❑ Nahrung
- ❑ Lärm
- ❑ Stress zuhause
- ❑ Stress Arbeit
- ❑ Gerüche
- ❑ Wetterwechsel
- ❑ Müdigkeit
- ❑ Allergie
- ❑ Infekt
- ❑ Flüssigkeitsmangel
- ❑ Körperl. Belastung
- ❑ Nikotin
- ❑ Lesen
- ❑ Unterzuckerung
- ❑ Medikamente
- ❑ Menstruation
- ❑ Andere
- ❑
- ❑

Begleitsymptome

- ❑ Erbrechen
- ❑ Gereiztheit
- ❑ Andere
- ❑ Übelkeit
- ❑ Appetitlosigkeit
- ❑ Schwindel
- ❑ Müdigkeit
- ❑
- ❑

Was hat geholfen?

____

____

____

____

____

____

Zusätzliche Notizen

____

____

____

____

____

____

Datum ____________________

Tag MO DI MI DO FR SA SO

Schmerzbeginn: ____________________

Schmerzende: ____________________

Dauer: ____________________

Wetterbedingung: ____________________

Temperatur: ____________________

Welche Art von Kopfschmerz hast du verspürt?

Migräne — Sinus — Cluster — Spannungs-schmerz — Hinterkopf — CMD

Intensität der Kopfschmerzen: 0 1 2 3 4 5 6 7 8 9 10

Leichte Schmerzen — Starke Schmerzen

Auslöser

❑ Helles Licht	❑ Lärm	❑ Allergie	❑ Unterzuckerung
❑ Hunger	❑ Stress zuhause	❑ Infekt	❑ Medikamente
❑ Koffein	❑ Stress Arbeit	❑ Flüssigkeitsmangel	❑ Menstruation
❑ Alkohol	❑ Gerüche	❑ Körperl. Belastung	❑ Andere
❑ Schlafprobleme	❑ Wetterwechsel	❑ Nikotin	❑
❑ Nahrung	❑ Müdigkeit	❑ Lesen	❑

Begleitsymptome

❑ Erbrechen	❑ Übelkeit	❑ Müdigkeit
❑ Gereiztheit	❑ Appetitlosigkeit	❑
❑ Andere	❑ Schwindel	❑

Was hat geholfen?

____

____

____

____

____

____

Zusätzliche Notizen

____

____

____

____

____

____

Datum ____________________

Tag MO DI MI DO FR SA SO

Schmerzbeginn: ____________________

Schmerzende: ____________________

Dauer: ____________________

Wetterbedingung: ____________________

Temperatur: ____________________

Welche Art von Kopfschmerz hast du verspürt?

Migräne | Sinus | Cluster | Spannungs-schmerz | Hinterkopf | CMD

Intensität der Kopfschmerzen: 0 1 2 3 4 5 6 7 8 9 10

Leichte Schmerzen — Starke Schmerzen

Auslöser

❑ Helles Licht	❑ Lärm	❑ Allergie	❑ Unterzuckerung
❑ Hunger	❑ Stress zuhause	❑ Infekt	❑ Medikamente
❑ Koffein	❑ Stress Arbeit	❑ Flüssigkeitsmangel	❑ Menstruation
❑ Alkohol	❑ Gerüche	❑ Körperl. Belastung	❑ Andere
❑ Schlafprobleme	❑ Wetterwechsel	❑ Nikotin	❑
❑ Nahrung	❑ Müdigkeit	❑ Lesen	❑

Begleitsymptome

❑ Erbrechen	❑ Übelkeit	❑ Müdigkeit
❑ Gereiztheit	❑ Appetitlosigkeit	❑
❑ Andere	❑ Schwindel	❑

Was hat geholfen?

____

Zusätzliche Notizen

____

Datum ____________________

Tag MO DI MI DO FR SA SO

Schmerzbeginn: ____________________

Schmerzende: ____________________

Dauer: ____________________

Wetterbedingung: ____________________

Temperatur: ____________________

Welche Art von Kopfschmerz hast du verspürt?

Migräne | Sinus | Cluster | Spannungs-schmerz | Hinterkopf | CMD

Intensität der Kopfschmerzen: 0 1 2 3 4 5 6 7 8 9 10

Leichte Schmerzen — Starke Schmerzen

Auslöser

❑ Helles Licht	❑ Lärm	❑ Allergie	❑ Unterzuckerung
❑ Hunger	❑ Stress zuhause	❑ Infekt	❑ Medikamente
❑ Koffein	❑ Stress Arbeit	❑ Flüssigkeitsmangel	❑ Menstruation
❑ Alkohol	❑ Gerüche	❑ Körperl. Belastung	❑ Andere
❑ Schlafprobleme	❑ Wetterwechsel	❑ Nikotin	❑
❑ Nahrung	❑ Müdigkeit	❑ Lesen	❑

Begleitsymptome

❑ Erbrechen	❑ Übelkeit	❑ Müdigkeit
❑ Gereiztheit	❑ Appetitlosigkeit	❑
❑ Andere	❑ Schwindel	❑

Was hat geholfen?

____

Zusätzliche Notizen

____

Datum ____________________

Tag MO DI MI DO FR SA SO

Schmerzbeginn: ____________________

Schmerzende: ____________________

Dauer: ____________________

Wetterbedingung: ____________________

Temperatur: ____________________

Welche Art von Kopfschmerz hast du verspürt?

Migräne | Sinus | Cluster | Spannungs-schmerz | Hinterkopf | CMD

Intensität der Kopfschmerzen: 0 1 2 3 4 5 6 7 8 9 10

Leichte Schmerzen — Starke Schmerzen

Auslöser

- ❑ Helles Licht
- ❑ Hunger
- ❑ Koffein
- ❑ Alkohol
- ❑ Schlafprobleme
- ❑ Nahrung
- ❑ Lärm
- ❑ Stress zuhause
- ❑ Stress Arbeit
- ❑ Gerüche
- ❑ Wetterwechsel
- ❑ Müdigkeit
- ❑ Allergie
- ❑ Infekt
- ❑ Flüssigkeitsmangel
- ❑ Körperl. Belastung
- ❑ Nikotin
- ❑ Lesen
- ❑ Unterzuckerung
- ❑ Medikamente
- ❑ Menstruation
- ❑ Andere
- ❑
- ❑

Begleitsymptome

- ❑ Erbrechen
- ❑ Gereiztheit
- ❑ Andere
- ❑ Übelkeit
- ❑ Appetitlosigkeit
- ❑ Schwindel
- ❑ Müdigkeit
- ❑
- ❑

Was hat geholfen?

____

____

____

____

____

____

Zusätzliche Notizen

____

____

____

____

____

____

Datum ____________________

Tag MO DI MI DO FR SA SO

Schmerzbeginn: ____________________

Schmerzende: ____________________

Dauer: ____________________

Wetterbedingung: ____________________

Temperatur: ____________________

Welche Art von Kopfschmerz hast du verspürt?

Migräne | Sinus | Cluster | Spannungs-schmerz | Hinterkopf | CMD

Intensität der Kopfschmerzen: 0 1 2 3 4 5 6 7 8 9 10

Leichte Schmerzen | Starke Schmerzen

Auslöser

- ❑ Helles Licht
- ❑ Hunger
- ❑ Koffein
- ❑ Alkohol
- ❑ Schlafprobleme
- ❑ Nahrung
- ❑ Lärm
- ❑ Stress zuhause
- ❑ Stress Arbeit
- ❑ Gerüche
- ❑ Wetterwechsel
- ❑ Müdigkeit
- ❑ Allergie
- ❑ Infekt
- ❑ Flüssigkeitsmangel
- ❑ Körperl. Belastung
- ❑ Nikotin
- ❑ Lesen
- ❑ Unterzuckerung
- ❑ Medikamente
- ❑ Menstruation
- ❑ Andere
- ❑
- ❑

Begleitsymptome

- ❑ Erbrechen
- ❑ Gereiztheit
- ❑ Andere
- ❑ Übelkeit
- ❑ Appetitlosigkeit
- ❑ Schwindel
- ❑ Müdigkeit
- ❑
- ❑

Was hat geholfen?

____

____

____

____

____

____

Zusätzliche Notizen

____

____

____

____

____

____

Datum ____________________

Tag MO DI MI DO FR SA SO

Schmerzbeginn: ____________________

Schmerzende: ____________________

Dauer: ____________________

Wetterbedingung: ____________________

Temperatur: ____________________

Welche Art von Kopfschmerz hast du verspürt?

Migräne   Sinus   Cluster   Spannungs-schmerz   Hinterkopf   CMD

Intensität der Kopfschmerzen: 0 1 2 3 4 5 6 7 8 9 10

Leichte Schmerzen   Starke Schmerzen

Auslöser

- ❑ Helles Licht
- ❑ Hunger
- ❑ Koffein
- ❑ Alkohol
- ❑ Schlafprobleme
- ❑ Nahrung
- ❑ Lärm
- ❑ Stress zuhause
- ❑ Stress Arbeit
- ❑ Gerüche
- ❑ Wetterwechsel
- ❑ Müdigkeit
- ❑ Allergie
- ❑ Infekt
- ❑ Flüssigkeitsmangel
- ❑ Körperl. Belastung
- ❑ Nikotin
- ❑ Lesen
- ❑ Unterzuckerung
- ❑ Medikamente
- ❑ Menstruation
- ❑ Andere
- ❑
- ❑

Begleitsymptome

- ❑ Erbrechen
- ❑ Gereiztheit
- ❑ Andere
- ❑ Übelkeit
- ❑ Appetitlosigkeit
- ❑ Schwindel
- ❑ Müdigkeit
- ❑
- ❑

Was hat geholfen?

____

____

____

____

____

____

Zusätzliche Notizen

____

____

____

____

____

____

Datum ______________________

Tag MO DI MI DO FR SA SO

Schmerzbeginn: ______________

Schmerzende: ______________

Dauer: ______________

Wetterbedingung: ______________

Temperatur: ______________

Welche Art von Kopfschmerz hast du verspürt?

Migräne | Sinus | Cluster | Spannungs-schmerz | Hinterkopf | CMD

Intensität der Kopfschmerzen: 0 1 2 3 4 5 6 7 8 9 10

Leichte Schmerzen — Starke Schmerzen

Auslöser

- ❑ Helles Licht
- ❑ Hunger
- ❑ Koffein
- ❑ Alkohol
- ❑ Schlafprobleme
- ❑ Nahrung
- ❑ Lärm
- ❑ Stress zuhause
- ❑ Stress Arbeit
- ❑ Gerüche
- ❑ Wetterwechsel
- ❑ Müdigkeit
- ❑ Allergie
- ❑ Infekt
- ❑ Flüssigkeitsmangel
- ❑ Körperl. Belastung
- ❑ Nikotin
- ❑ Lesen
- ❑ Unterzuckerung
- ❑ Medikamente
- ❑ Menstruation
- ❑ Andere
- ❑
- ❑

Begleitsymptome

- ❑ Erbrechen
- ❑ Gereiztheit
- ❑ Andere
- ❑ Übelkeit
- ❑ Appetitlosigkeit
- ❑ Schwindel
- ❑ Müdigkeit
- ❑
- ❑

Was hat geholfen?

____

____

____

____

____

____

Zusätzliche Notizen

____

____

____

____

____

____

Datum ______________________

Tag MO DI MI DO FR SA SO

Schmerzbeginn: ______________________

Schmerzende: ______________________

Dauer: ______________________

Wetterbedingung: ______________________

Temperatur: ______________________

Welche Art von Kopfschmerz hast du verspürt?

Migräne | Sinus | Cluster | Spannungs-schmerz | Hinterkopf | CMD

Intensität der Kopfschmerzen: 0 1 2 3 4 5 6 7 8 9 10

Leichte Schmerzen — Starke Schmerzen

Auslöser

- ❑ Helles Licht
- ❑ Hunger
- ❑ Koffein
- ❑ Alkohol
- ❑ Schlafprobleme
- ❑ Nahrung
- ❑ Lärm
- ❑ Stress zuhause
- ❑ Stress Arbeit
- ❑ Gerüche
- ❑ Wetterwechsel
- ❑ Müdigkeit
- ❑ Allergie
- ❑ Infekt
- ❑ Flüssigkeitsmangel
- ❑ Körperl. Belastung
- ❑ Nikotin
- ❑ Lesen
- ❑ Unterzuckerung
- ❑ Medikamente
- ❑ Menstruation
- ❑ Andere
- ❑
- ❑

Begleitsymptome

- ❑ Erbrechen
- ❑ Gereiztheit
- ❑ Andere
- ❑ Übelkeit
- ❑ Appetitlosigkeit
- ❑ Schwindel
- ❑ Müdigkeit
- ❑
- ❑

Was hat geholfen?

____

____

____

____

____

____

Zusätzliche Notizen

____

____

____

____

____

____

Datum ______________________

Tag MO DI MI DO FR SA SO

Schmerzbeginn: ______________________

Schmerzende: ______________________

Dauer: ______________________

Wetterbedingung: ______________________

Temperatur: ______________________

Welche Art von Kopfschmerz hast du verspürt?

Migräne | Sinus | Cluster | Spannungs-schmerz | Hinterkopf | CMD

Intensität der Kopfschmerzen: 0 1 2 3 4 5 6 7 8 9 10

Leichte Schmerzen Starke Schmerzen

Auslöser

❑ Helles Licht	❑ Lärm	❑ Allergie	❑ Unterzuckerung
❑ Hunger	❑ Stress zuhause	❑ Infekt	❑ Medikamente
❑ Koffein	❑ Stress Arbeit	❑ Flüssigkeitsmangel	❑ Menstruation
❑ Alkohol	❑ Gerüche	❑ Körperl. Belastung	❑ Andere
❑ Schlafprobleme	❑ Wetterwechsel	❑ Nikotin	❑
❑ Nahrung	❑ Müdigkeit	❑ Lesen	❑

Begleitsymptome

❑ Erbrechen	❑ Übelkeit	❑ Müdigkeit
❑ Gereiztheit	❑ Appetitlosigkeit	❑
❑ Andere	❑ Schwindel	❑

Was hat geholfen?

____

____

____

____

____

____

Zusätzliche Notizen

____

____

____

____

____

____

Datum ____________________

Tag MO DI MI DO FR SA SO

Schmerzbeginn: ____________________
Schmerzende: ____________________
Dauer: ____________________

Wetterbedingung: ____________________
Temperatur: ____________________

Welche Art von Kopfschmerz hast du verspürt?

Migräne | Sinus | Cluster | Spannungs-schmerz | Hinterkopf | CMD

Intensität der Kopfschmerzen: 0 1 2 3 4 5 6 7 8 9 10

Leichte Schmerzen — Starke Schmerzen

Auslöser

❑ Helles Licht	❑ Lärm	❑ Allergie	❑ Unterzuckerung
❑ Hunger	❑ Stress zuhause	❑ Infekt	❑ Medikamente
❑ Koffein	❑ Stress Arbeit	❑ Flüssigkeitsmangel	❑ Menstruation
❑ Alkohol	❑ Gerüche	❑ Körperl. Belastung	❑ Andere
❑ Schlafprobleme	❑ Wetterwechsel	❑ Nikotin	❑
❑ Nahrung	❑ Müdigkeit	❑ Lesen	❑

Begleitsymptome

❑ Erbrechen	❑ Übelkeit	❑ Müdigkeit
❑ Gereiztheit	❑ Appetitlosigkeit	❑
❑ Andere	❑ Schwindel	❑

Was hat geholfen?

____
____
____
____
____
____

Zusätzliche Notizen

____
____
____
____
____
____

Datum ________________

Tag MO DI MI DO FR SA SO

Schmerzbeginn: ________________

Schmerzende: ________________

Dauer: ________________

Wetterbedingung: ________________

Temperatur: ________________

Welche Art von Kopfschmerz hast du verspürt?

Migräne | Sinus | Cluster | Spannungs-schmerz | Hinterkopf | CMD

Intensität der Kopfschmerzen: 0 1 2 3 4 5 6 7 8 9 10

Leichte Schmerzen | Starke Schmerzen

Auslöser

- ❑ Helles Licht
- ❑ Hunger
- ❑ Koffein
- ❑ Alkohol
- ❑ Schlafprobleme
- ❑ Nahrung
- ❑ Lärm
- ❑ Stress zuhause
- ❑ Stress Arbeit
- ❑ Gerüche
- ❑ Wetterwechsel
- ❑ Müdigkeit
- ❑ Allergie
- ❑ Infekt
- ❑ Flüssigkeitsmangel
- ❑ Körperl. Belastung
- ❑ Nikotin
- ❑ Lesen
- ❑ Unterzuckerung
- ❑ Medikamente
- ❑ Menstruation
- ❑ Andere
- ❑
- ❑

Begleitsymptome

- ❑ Erbrechen
- ❑ Gereiztheit
- ❑ Andere
- ❑ Übelkeit
- ❑ Appetitlosigkeit
- ❑ Schwindel
- ❑ Müdigkeit
- ❑
- ❑

Was hat geholfen?

____

____

____

____

____

____

Zusätzliche Notizen

____

____

____

____

____

____

Datum ____________________

Tag MO DI MI DO FR SA SO

Schmerzbeginn: ____________________

Schmerzende: ____________________

Dauer: ____________________

Wetterbedingung: ____________________

Temperatur: ____________________

Welche Art von Kopfschmerz hast du verspürt?

Migräne | Sinus | Cluster | Spannungs-schmerz | Hinterkopf | CMD

Intensität der Kopfschmerzen: 0 1 2 3 4 5 6 7 8 9 10

Leichte Schmerzen — Starke Schmerzen

Auslöser

- ❑ Helles Licht
- ❑ Hunger
- ❑ Koffein
- ❑ Alkohol
- ❑ Schlafprobleme
- ❑ Nahrung
- ❑ Lärm
- ❑ Stress zuhause
- ❑ Stress Arbeit
- ❑ Gerüche
- ❑ Wetterwechsel
- ❑ Müdigkeit
- ❑ Allergie
- ❑ Infekt
- ❑ Flüssigkeitsmangel
- ❑ Körperl. Belastung
- ❑ Nikotin
- ❑ Lesen
- ❑ Unterzuckerung
- ❑ Medikamente
- ❑ Menstruation
- ❑ Andere
- ❑
- ❑

Begleitsymptome

- ❑ Erbrechen
- ❑ Gereiztheit
- ❑ Andere
- ❑ Übelkeit
- ❑ Appetitlosigkeit
- ❑ Schwindel
- ❑ Müdigkeit
- ❑
- ❑

Was hat geholfen?

____

____

____

____

____

____

Zusätzliche Notizen

____

____

____

____

____

____

Datum ______________________

Tag MO DI MI DO FR SA SO

Schmerzbeginn: ______________________

Schmerzende: ______________________

Dauer: ______________________

Wetterbedingung: ______________________

Temperatur: ______________________

Welche Art von Kopfschmerz hast du verspürt?

Migräne | Sinus | Cluster | Spannungs-schmerz | Hinterkopf | CMD

Intensität der Kopfschmerzen: 0 1 2 3 4 5 6 7 8 9 10

Leichte Schmerzen — Starke Schmerzen

Auslöser

- ❑ Helles Licht
- ❑ Hunger
- ❑ Koffein
- ❑ Alkohol
- ❑ Schlafprobleme
- ❑ Nahrung
- ❑ Lärm
- ❑ Stress zuhause
- ❑ Stress Arbeit
- ❑ Gerüche
- ❑ Wetterwechsel
- ❑ Müdigkeit
- ❑ Allergie
- ❑ Infekt
- ❑ Flüssigkeitsmangel
- ❑ Körperl. Belastung
- ❑ Nikotin
- ❑ Lesen
- ❑ Unterzuckerung
- ❑ Medikamente
- ❑ Menstruation
- ❑ Andere
- ❑
- ❑

Begleitsymptome

- ❑ Erbrechen
- ❑ Gereiztheit
- ❑ Andere
- ❑ Übelkeit
- ❑ Appetitlosigkeit
- ❑ Schwindel
- ❑ Müdigkeit
- ❑
- ❑

Was hat geholfen?

____

____

____

____

____

____

Zusätzliche Notizen

____

____

____

____

____

____

Datum ______________________

Tag MO DI MI DO FR SA SO

Schmerzbeginn: ______________________

Schmerzende: ______________________

Dauer: ______________________

Wetterbedingung: ______________________

Temperatur: ______________________

Welche Art von Kopfschmerz hast du verspürt?

Migräne

Sinus

Cluster

Spannungs-schmerz

Hinterkopf

CMD

Intensität der Kopfschmerzen: 0 1 2 3 4 5 6 7 8 9 10

Leichte Schmerzen Starke Schmerzen

Auslöser

- ❑ Helles Licht
- ❑ Hunger
- ❑ Koffein
- ❑ Alkohol
- ❑ Schlafprobleme
- ❑ Nahrung
- ❑ Lärm
- ❑ Stress zuhause
- ❑ Stress Arbeit
- ❑ Gerüche
- ❑ Wetterwechsel
- ❑ Müdigkeit
- ❑ Allergie
- ❑ Infekt
- ❑ Flüssigkeitsmangel
- ❑ Körperl. Belastung
- ❑ Nikotin
- ❑ Lesen
- ❑ Unterzuckerung
- ❑ Medikamente
- ❑ Menstruation
- ❑ Andere
- ❑
- ❑

Begleitsymptome

- ❑ Erbrechen
- ❑ Gereiztheit
- ❑ Andere
- ❑ Übelkeit
- ❑ Appetitlosigkeit
- ❑ Schwindel
- ❑ Müdigkeit
- ❑
- ❑

Was hat geholfen?

____

____

____

____

____

____

Zusätzliche Notizen

____

____

____

____

____

____

Datum ______________________

Tag MO DI MI DO FR SA SO

Schmerzbeginn: ______________

Schmerzende: ______________

Dauer: ______________

Wetterbedingung: ______________

Temperatur: ______________

Welche Art von Kopfschmerz hast du verspürt?

Migräne   Sinus   Cluster   Spannungs-schmerz   Hinterkopf   CMD

Intensität der Kopfschmerzen: 0 1 2 3 4 5 6 7 8 9 10

Leichte Schmerzen   Starke Schmerzen

Auslöser

❑ Helles Licht	❑ Lärm	❑ Allergie	❑ Unterzuckerung
❑ Hunger	❑ Stress zuhause	❑ Infekt	❑ Medikamente
❑ Koffein	❑ Stress Arbeit	❑ Flüssigkeitsmangel	❑ Menstruation
❑ Alkohol	❑ Gerüche	❑ Körperl. Belastung	❑ Andere
❑ Schlafprobleme	❑ Wetterwechsel	❑ Nikotin	❑
❑ Nahrung	❑ Müdigkeit	❑ Lesen	❑

Begleitsymptome

❑ Erbrechen	❑ Übelkeit	❑ Müdigkeit
❑ Gereiztheit	❑ Appetitlosigkeit	❑
❑ Andere	❑ Schwindel	❑

Was hat geholfen?

____
____
____
____
____
____

Zusätzliche Notizen

____
____
____
____
____
____

Datum ____________________

Tag MO DI MI DO FR SA SO

Schmerzbeginn: ____________________

Schmerzende: ____________________

Dauer: ____________________

Wetterbedingung: ____________________

Temperatur: ____________________

Welche Art von Kopfschmerz hast du verspürt?

Migräne | Sinus | Cluster | Spannungs-schmerz | Hinterkopf | CMD

Intensität der Kopfschmerzen: 0 1 2 3 4 5 6 7 8 9 10

Leichte Schmerzen — Starke Schmerzen

Auslöser

- ❑ Helles Licht
- ❑ Hunger
- ❑ Koffein
- ❑ Alkohol
- ❑ Schlafprobleme
- ❑ Nahrung
- ❑ Lärm
- ❑ Stress zuhause
- ❑ Stress Arbeit
- ❑ Gerüche
- ❑ Wetterwechsel
- ❑ Müdigkeit
- ❑ Allergie
- ❑ Infekt
- ❑ Flüssigkeitsmangel
- ❑ Körperl. Belastung
- ❑ Nikotin
- ❑ Lesen
- ❑ Unterzuckerung
- ❑ Medikamente
- ❑ Menstruation
- ❑ Andere
- ❑
- ❑

Begleitsymptome

- ❑ Erbrechen
- ❑ Gereiztheit
- ❑ Andere
- ❑ Übelkeit
- ❑ Appetitlosigkeit
- ❑ Schwindel
- ❑ Müdigkeit
- ❑
- ❑

Was hat geholfen?

____

____

____

____

____

____

Zusätzliche Notizen

____

____

____

____

____

____

Datum ____________________

Tag MO DI MI DO FR SA SO

Schmerzbeginn: ____________________

Schmerzende: ____________________

Dauer: ____________________

Wetterbedingung: ____________________

Temperatur: ____________________

Welche Art von Kopfschmerz hast du verspürt?

Migräne | Sinus | Cluster | Spannungs-schmerz | Hinterkopf | CMD

Intensität der Kopfschmerzen: 0 1 2 3 4 5 6 7 8 9 10

Leichte Schmerzen — Starke Schmerzen

Auslöser

- ❑ Helles Licht
- ❑ Hunger
- ❑ Koffein
- ❑ Alkohol
- ❑ Schlafprobleme
- ❑ Nahrung
- ❑ Lärm
- ❑ Stress zuhause
- ❑ Stress Arbeit
- ❑ Gerüche
- ❑ Wetterwechsel
- ❑ Müdigkeit
- ❑ Allergie
- ❑ Infekt
- ❑ Flüssigkeitsmangel
- ❑ Körperl. Belastung
- ❑ Nikotin
- ❑ Lesen
- ❑ Unterzuckerung
- ❑ Medikamente
- ❑ Menstruation
- ❑ Andere
- ❑
- ❑

Begleitsymptome

- ❑ Erbrechen
- ❑ Gereiztheit
- ❑ Andere
- ❑ Übelkeit
- ❑ Appetitlosigkeit
- ❑ Schwindel
- ❑ Müdigkeit
- ❑
- ❑

Was hat geholfen?

____

____

____

____

____

____

Zusätzliche Notizen

____

____

____

____

____

____

Datum ______________

Tag MO DI MI DO FR SA SO

Schmerzbeginn: ______________

Schmerzende: ______________

Dauer: ______________

Wetterbedingung: ______________

Temperatur: ______________

Welche Art von Kopfschmerz hast du verspürt?

Migräne | Sinus | Cluster | Spannungs-schmerz | Hinterkopf | CMD

Intensität der Kopfschmerzen: 0 1 2 3 4 5 6 7 8 9 10

Leichte Schmerzen — Starke Schmerzen

Auslöser

- ❑ Helles Licht
- ❑ Hunger
- ❑ Koffein
- ❑ Alkohol
- ❑ Schlafprobleme
- ❑ Nahrung
- ❑ Lärm
- ❑ Stress zuhause
- ❑ Stress Arbeit
- ❑ Gerüche
- ❑ Wetterwechsel
- ❑ Müdigkeit
- ❑ Allergie
- ❑ Infekt
- ❑ Flüssigkeitsmangel
- ❑ Körperl. Belastung
- ❑ Nikotin
- ❑ Lesen
- ❑ Unterzuckerung
- ❑ Medikamente
- ❑ Menstruation
- ❑ Andere
- ❑
- ❑

Begleitsymptome

- ❑ Erbrechen
- ❑ Gereiztheit
- ❑ Andere
- ❑ Übelkeit
- ❑ Appetitlosigkeit
- ❑ Schwindel
- ❑ Müdigkeit
- ❑
- ❑

Was hat geholfen?

____

____

____

____

____

____

Zusätzliche Notizen

____

____

____

____

____

____

Datum ____________________

Tag MO DI MI DO FR SA SO

Schmerzbeginn: ____________________

Schmerzende: ____________________

Dauer: ____________________

Wetterbedingung: ____________________

Temperatur: ____________________

Welche Art von Kopfschmerz hast du verspürt?

Migräne | Sinus | Cluster | Spannungs-schmerz | Hinterkopf | CMD

Intensität der Kopfschmerzen: 0 1 2 3 4 5 6 7 8 9 10

Leichte Schmerzen — Starke Schmerzen

Auslöser

- ❑ Helles Licht
- ❑ Hunger
- ❑ Koffein
- ❑ Alkohol
- ❑ Schlafprobleme
- ❑ Nahrung
- ❑ Lärm
- ❑ Stress zuhause
- ❑ Stress Arbeit
- ❑ Gerüche
- ❑ Wetterwechsel
- ❑ Müdigkeit
- ❑ Allergie
- ❑ Infekt
- ❑ Flüssigkeitsmangel
- ❑ Körperl. Belastung
- ❑ Nikotin
- ❑ Lesen
- ❑ Unterzuckerung
- ❑ Medikamente
- ❑ Menstruation
- ❑ Andere
- ❑
- ❑

Begleitsymptome

- ❑ Erbrechen
- ❑ Gereiztheit
- ❑ Andere
- ❑ Übelkeit
- ❑ Appetitlosigkeit
- ❑ Schwindel
- ❑ Müdigkeit
- ❑
- ❑

Was hat geholfen?

____

Zusätzliche Notizen

____

Datum ______________

Tag MO DI MI DO FR SA SO

Schmerzbeginn: ______________

Schmerzende: ______________

Dauer: ______________

Wetterbedingung: ______________

Temperatur: ______________

Welche Art von Kopfschmerz hast du verspürt?

Migräne | Sinus | Cluster | Spannungs-schmerz | Hinterkopf | CMD

Intensität der Kopfschmerzen: 0 1 2 3 4 5 6 7 8 9 10

Leichte Schmerzen — Starke Schmerzen

Auslöser

- ❑ Helles Licht
- ❑ Hunger
- ❑ Koffein
- ❑ Alkohol
- ❑ Schlafprobleme
- ❑ Nahrung
- ❑ Lärm
- ❑ Stress zuhause
- ❑ Stress Arbeit
- ❑ Gerüche
- ❑ Wetterwechsel
- ❑ Müdigkeit
- ❑ Allergie
- ❑ Infekt
- ❑ Flüssigkeitsmangel
- ❑ Körperl. Belastung
- ❑ Nikotin
- ❑ Lesen
- ❑ Unterzuckerung
- ❑ Medikamente
- ❑ Menstruation
- ❑ Andere
- ❑
- ❑

Begleitsymptome

- ❑ Erbrechen
- ❑ Gereiztheit
- ❑ Andere
- ❑ Übelkeit
- ❑ Appetitlosigkeit
- ❑ Schwindel
- ❑ Müdigkeit
- ❑
- ❑

Was hat geholfen?

____

____

____

____

____

____

Zusätzliche Notizen

____

____

____

____

____

____

Datum ______________________

Tag MO DI MI DO FR SA SO

Schmerzbeginn: ______________

Schmerzende: ______________

Dauer: ______________

Wetterbedingung: ______________

Temperatur: ______________

Welche Art von Kopfschmerz hast du verspürt?

Migräne | Sinus | Cluster | Spannungs-schmerz | Hinterkopf | CMD

Intensität der Kopfschmerzen: 0 1 2 3 4 5 6 7 8 9 10

Leichte Schmerzen — Starke Schmerzen

Auslöser

- ❑ Helles Licht
- ❑ Hunger
- ❑ Koffein
- ❑ Alkohol
- ❑ Schlafprobleme
- ❑ Nahrung
- ❑ Lärm
- ❑ Stress zuhause
- ❑ Stress Arbeit
- ❑ Gerüche
- ❑ Wetterwechsel
- ❑ Müdigkeit
- ❑ Allergie
- ❑ Infekt
- ❑ Flüssigkeitsmangel
- ❑ Körperl. Belastung
- ❑ Nikotin
- ❑ Lesen
- ❑ Unterzuckerung
- ❑ Medikamente
- ❑ Menstruation
- ❑ Andere
- ❑
- ❑

Begleitsymptome

- ❑ Erbrechen
- ❑ Gereiztheit
- ❑ Andere
- ❑ Übelkeit
- ❑ Appetitlosigkeit
- ❑ Schwindel
- ❑ Müdigkeit
- ❑
- ❑

Was hat geholfen?

____

____

____

____

____

____

Zusätzliche Notizen

____

____

____

____

____

____

Datum ______________

Tag MO DI MI DO FR SA SO

Schmerzbeginn: ______________

Schmerzende: ______________

Dauer: ______________

Wetterbedingung: ______________

Temperatur: ______________

Welche Art von Kopfschmerz hast du verspürt?

Migräne | Sinus | Cluster | Spannungsschmerz | Hinterkopf | CMD

Intensität der Kopfschmerzen: 0 1 2 3 4 5 6 7 8 9 10

Leichte Schmerzen — Starke Schmerzen

Auslöser

- ❑ Helles Licht
- ❑ Hunger
- ❑ Koffein
- ❑ Alkohol
- ❑ Schlafprobleme
- ❑ Nahrung
- ❑ Lärm
- ❑ Stress zuhause
- ❑ Stress Arbeit
- ❑ Gerüche
- ❑ Wetterwechsel
- ❑ Müdigkeit
- ❑ Allergie
- ❑ Infekt
- ❑ Flüssigkeitsmangel
- ❑ Körperl. Belastung
- ❑ Nikotin
- ❑ Lesen
- ❑ Unterzuckerung
- ❑ Medikamente
- ❑ Menstruation
- ❑ Andere
- ❑
- ❑

Begleitsymptome

- ❑ Erbrechen
- ❑ Gereiztheit
- ❑ Andere
- ❑ Übelkeit
- ❑ Appetitlosigkeit
- ❑ Schwindel
- ❑ Müdigkeit
- ❑
- ❑

Was hat geholfen?

____

Zusätzliche Notizen

____

Datum ____________________

Tag MO DI MI DO FR SA SO

Schmerzbeginn: ____________________

Schmerzende: ____________________

Dauer: ____________________

Wetterbedingung: ____________________

Temperatur: ____________________

Welche Art von Kopfschmerz hast du verspürt?

Migräne | Sinus | Cluster | Spannungs-schmerz | Hinterkopf | CMD

Intensität der Kopfschmerzen: 0 1 2 3 4 5 6 7 8 9 10

Leichte Schmerzen — Starke Schmerzen

Auslöser

❑ Helles Licht	❑ Lärm	❑ Allergie	❑ Unterzuckerung
❑ Hunger	❑ Stress zuhause	❑ Infekt	❑ Medikamente
❑ Koffein	❑ Stress Arbeit	❑ Flüssigkeitsmangel	❑ Menstruation
❑ Alkohol	❑ Gerüche	❑ Körperl. Belastung	❑ Andere
❑ Schlafprobleme	❑ Wetterwechsel	❑ Nikotin	❑
❑ Nahrung	❑ Müdigkeit	❑ Lesen	❑

Begleitsymptome

❑ Erbrechen	❑ Übelkeit	❑ Müdigkeit
❑ Gereiztheit	❑ Appetitlosigkeit	❑
❑ Andere	❑ Schwindel	❑

Was hat geholfen?

____

____

____

____

____

____

Zusätzliche Notizen

____

____

____

____

____

____

Datum ______________________

Tag MO DI MI DO FR SA SO

Schmerzbeginn: ______________________

Schmerzende: ______________________

Dauer: ______________________

Wetterbedingung: ______________________

Temperatur: ______________________

Welche Art von Kopfschmerz hast du verspürt?

Migräne — Sinus — Cluster — Spannungs-schmerz — Hinterkopf — CMD

Intensität der Kopfschmerzen: 0 1 2 3 4 5 6 7 8 9 10

Leichte Schmerzen — Starke Schmerzen

Auslöser

❑ Helles Licht	❑ Lärm	❑ Allergie	❑ Unterzuckerung
❑ Hunger	❑ Stress zuhause	❑ Infekt	❑ Medikamente
❑ Koffein	❑ Stress Arbeit	❑ Flüssigkeitsmangel	❑ Menstruation
❑ Alkohol	❑ Gerüche	❑ Körperl. Belastung	❑ Andere
❑ Schlafprobleme	❑ Wetterwechsel	❑ Nikotin	❑
❑ Nahrung	❑ Müdigkeit	❑ Lesen	❑

Begleitsymptome

❑ Erbrechen	❑ Übelkeit	❑ Müdigkeit
❑ Gereiztheit	❑ Appetitlosigkeit	❑
❑ Andere	❑ Schwindel	❑

Was hat geholfen?

____

Zusätzliche Notizen

____

Datum ______________________

Tag MO DI MI DO FR SA SO

Schmerzbeginn: ______________

Schmerzende: ______________

Dauer: ______________

Wetterbedingung: ______________

Temperatur: ______________

Welche Art von Kopfschmerz hast du verspürt?

Migräne | Sinus | Cluster | Spannungsschmerz | Hinterkopf | CMD

Intensität der Kopfschmerzen: 0 1 2 3 4 5 6 7 8 9 10

Leichte Schmerzen — Starke Schmerzen

Auslöser

- ❑ Helles Licht
- ❑ Hunger
- ❑ Koffein
- ❑ Alkohol
- ❑ Schlafprobleme
- ❑ Nahrung
- ❑ Lärm
- ❑ Stress zuhause
- ❑ Stress Arbeit
- ❑ Gerüche
- ❑ Wetterwechsel
- ❑ Müdigkeit
- ❑ Allergie
- ❑ Infekt
- ❑ Flüssigkeitsmangel
- ❑ Körperl. Belastung
- ❑ Nikotin
- ❑ Lesen
- ❑ Unterzuckerung
- ❑ Medikamente
- ❑ Menstruation
- ❑ Andere
- ❑
- ❑

Begleitsymptome

- ❑ Erbrechen
- ❑ Gereiztheit
- ❑ Andere
- ❑ Übelkeit
- ❑ Appetitlosigkeit
- ❑ Schwindel
- ❑ Müdigkeit
- ❑
- ❑

Was hat geholfen?

____

____

____

____

____

____

Zusätzliche Notizen

____

____

____

____

____

____

www.ingramcontent.com/pod-product-compliance
Lightning Source LLC
LaVergne TN
LVHW011713230826
846091LV00015BA/4138

9781702238847